中等职业教育"十三五"精品教材

老年护理实务

主　编　独书娟　赵蝴蝶　杨启明

副主编　张　玲　赵　荣　杜鹏飞　康富强

参　编　张书田　罗　涛　张小军　张　维　祁农耀

西南交通大学出版社

·成　都·

图书在版编目（ＣＩＰ）数据

老年护理实务 / 独书娟，赵蝴蝶，杨启明主编. —
成都：西南交通大学出版社，2020.3
ISBN 978-7-5643-7387-0

Ⅰ. ①老… Ⅱ. ①独… ②赵… ③杨… Ⅲ. ①老年医
学 – 护理学 Ⅳ. ①R473.59

中国版本图书馆 CIP 数据核字（2020）第 038744 号

Laonian Huli Shiwu
老年护理实务

主　编／独书娟，赵蝴蝶，杨启明	责任编辑／牛　君
	助理编辑／姜远平
	封面设计／吴　兵

西南交通大学出版社出版发行
（四川省成都市金牛区二环路北一段 111 号西南交通大学创新大厦 21 楼　610031）
发行部电话：028-87600564　028-87600533
网址：http://www.xnjdcbs.com
印刷：四川森林印务有限责任公司

成品尺寸　170 mm×230 mm
印张　12.5　　字数　196 千
版次　2020 年 3 月第 1 版　　印次　2020 年 3 月第 1 次

书号　ISBN 978-7-5643-7387-0
定价　38.00 元

前　言

　　为了实现专业与产业、职业岗位对接，专业课程内容与职业标准对接，教学过程与生产过程对接，学历证书与职业资格证书对接，劳务品牌培训与技能鉴定资格证书对接，职业教育与终身学习对接的现代职业教育人才培养模式，我们组织编写了《老年护理实务》一书，作为老年服务与管理专业、护理专业的学生及家政服务培训学员的必修课教材。

　　本书是根据专业目标，以职业能力培养为核心，职业情景为基础，工学结合为切入点，多种教学手段并用的教学理念进行设计，以培养高素质技能型人才。

　　本书在内容取舍上是根据专业特点来编排的，理论知识强调"必需、够用"的原则，突出实践、强化理论、理论与实践并重。在内容编排上按照实际需要来设计，全书共十章，包括老年与老年健康的标准、积极老龄化的认识、老年期的生理变化及特征及老年临终关怀等。

　　由于编者水平有限，时间紧，书中难免存在错误与疏忽，恳请使用本教材的师生和广大读者多提宝贵意见，以便进一步修订提高。

独书娟

2019 年 3 月

目　录

第一章　老龄化概论

第一节　老年人与人口老龄化

人口老龄化是随社会经济迅速发展和人们生活水平逐步提高的过程中出现的一种人口年龄结构老化现象。老龄化是指一个国家或地区的平均年龄达到老龄，而不是指单一群体或个人年龄。世界卫生组织（WHO）规定：当一个国家或地区 60 岁及以上人口占总人口的比例达到 10%以上，或 65 岁及以上人口占总人口的比例达到 7%以上时，人口年龄类型即为老年型。

一、老年人的年龄划分标准

（一）老年人的年龄界限

关于老年人的年龄界限，在不同的时代和不同的社会其标准的划分各不相同。世界卫生组织对老年人年龄的划分有两个标准：在发达国家将 65 岁以上人群定义为老年人，而在发展中国家则常以 60 岁作为老年的界限。

（二）老年期的年龄划分标准

1. 我国老年期的年龄划分标准

1982 年，中华医学会老年医学分会建议，把 60 岁作为我国划分老年的标准。现阶段我国老年人的划分是按时序年龄进行划分的，其标准为：45～59 岁为老年前期，即中老年人；60～89 岁为老年期，即老年人；90～99 岁为长寿期，即长寿老年人；100 岁及其以上为寿星，即百岁老年人。

2. 世界卫生组织老年期的年龄划分标准

根据现代人生理、心理结构上的变化，世界卫生组织将人的年龄界限又作了新的划分：44 岁以下为青年人；45～59 岁为中年人；60～74 岁为年轻老年人；75～89 岁为老老年人；90 岁以上为长寿老年人或非常老的老年人。

此标准兼顾发达国家和发展中国家。WHO 的新标准将会逐步取代我国与西方国家现阶段划分老年人的通用标准。

二、人口老龄化和老龄化社会的划分标准

人口老龄化简称人口老化，是指社会人口年龄结构中，老年人口在总人口中所占比例不断上升的动态过程。人口老龄化与人口生育率、出生率、死亡率下降、平均预期寿命延长以及青年人口外迁增多等密切相关。

老龄化社会是指人口老龄化正在进行中的社会，是到达老龄社会的过渡阶段。针对发达国家和发展中国家的不同人口的年龄结构状况，世界卫生组织制定了不同的人口老龄化标准：发达国家 65 岁及以上人口达到或超过总人口的 7%，发展中国家 60 岁及以上人口达到或超过总人口的 10% 时，该国家或地区即为老龄化国家或地区，达到这个标准的社会即为老龄化社会（表 1-1）。

表 1-1　老龄化社会的划分标准

	发达国家	发展中国家
老年界定年龄	65 岁	60 岁
青年型（老年人口系数）	<4%	<8%
成年型（老年人口系数）	4%～7%	8%～10%
老年型（老年人口系数）	≥7%	≥10%

三、我国人口老龄化现状及特点

我国与西方发达国家相比，老龄化速度快，超前于工业化和现代化。其特点主要体现在以下几个方面：

1. 我国老年人口绝对值为世界之最

由于我国人口基数大，加上 40 多年改革开放，人民生活水平日益提高，医疗卫生条件得到明显改善，人口预期寿命日益延长，老年人口逐年增加，目前我国已成为全世界老年人口最多的国家，占世界老年人总数的 1/5，占

亚洲老年人口的 1/2。至 2025 年，中国的老年人口将占世界老年总人口的 24%。到 2050 年，中国老年人总数将超过 4 亿，老龄化水平达 30% 以上。

2. 人口老龄化速度快，发展态势迅猛

老龄化可能是由于年龄金字塔底部少儿人口增长减慢所造成，也可能是顶部的老年人口增长加速所导致，人口学中称之为底部老龄化和顶部老龄化。发达国家经历了由底部老龄化到顶部老龄化的漫长演变过程。而我国，由于计划生育政策的实施和人口预期寿命的延长，底部老龄化与顶部老龄化同时"夹击"，人口老龄化的速度发展很快，我国人口年龄结构从成年型进入老年型仅用了近二十年时间，与发达国家相比，速度十分惊人。

3. 地区间发展不均衡，城乡倒置

在东部经济发达地区和大中城市，人口已经进入老龄化阶段。如上海市老年人口 2000 年已达 238 万，占总人口的 18.5%，到 2025 年将达到最高峰 468.8 万，占总人口的 32.7%；北京 2000 年老年人口为 188 万，占总人口的 14.6%，到 2025 年将会猛增到 416 万，老年人口的比例接近 30%，大大超过现在发达国家人口老龄化的程度。而在中西部地区，人口老龄化的程度低于东部地区。

另外，人口老龄化的趋势，就静态而言，由于农村婴儿出生率高于城市，因此老龄化程度城市高于农村；但就动态而言，随着现代化、城市化进程的加快，农村的年轻人越来越多地从乡下涌到城市，农村老人因此经常无人照护，因此农村的人口老龄化程度比城市地区更为严重。

4. 我国人口的发展是"未富先老"

发达国家的人口是"先富后老"，我国是"未富先老"。发达国家人口老龄化伴随着城市化和工业化，呈渐进的步伐。当它们的 60 岁以上老龄人口达到 1% 时，人均国内生产总值一般在 1 万美元以上。我国在 2000 年时人均国内生产总值才达 856 美元，属于刚刚迈过最低收入门槛的中等收入国家。

5. 纯老年人家庭迅速增加

"三代同堂"式的传统家庭越来越少，一对夫妇同时赡养四个老人和一个小孩的家庭逐渐增多。有关调查显示，目前我国纯老年人家庭占总家庭比例，城市约为 4.3%，农村约为 37.8%，并在继续增加。

6. 高龄老年人口急剧增长

现阶段，我国人均预期寿命已达 77 岁。截至 2018 年底，我国 60 岁以上老年人口达 2.49 亿人，高龄老人是老年人口中增长最快的群体。本世纪前半叶，我国高龄老年人口平均增长率超过 4%，是老年人口平均增长率的 1.7 倍。

四、中国人口老龄化带来的影响

1. 社会负担加重

人口老龄化导致老年扶养系数上升，加重了家庭和社会扶养老人的经济负担。

2. 家庭代际结构发生变化

由于每一个老人归属于各个特定家庭，一方面，人口老龄化使得家庭成员有直系血缘关系的子辈、父辈、祖辈的人员构成中，老年人增多；另一方面，人口的老龄化使得有老人的家庭比例不断上升，还会存在一个代际沟通与和谐问题。

3. 传统的养老模式受到影响

随着现代社会家庭规模的日益变小，无论是家庭养老还是社会养老，采取单一的模式都不是最佳的选择。在今后一个较长的时期内，将呈现家庭养老与社会养老并存的局面。

4. 医疗卫生消费支出压力越来越大

通常老年人进入 60 岁之后，由于人体生物有机体的老化，免疫功能不断下降，身体的健康程度直线下降，"老有所医"问题变得突出起来。

5. 影响社会的生机和活力

随着老年人口比例的增大，整个社会逐渐缺乏足够的生机和活力，因为老年人的生活节奏、生活习惯、价值观念和思维方式等，均与青少年有明显的不同。在各个社会组织、团体等的人员构成中，由于年轻人的比例相对较少，而可能使得事情的运作缺少生机，活力衰退。

6. 社会保障费用增加

人口老龄化使国家用于老人的保障费用支出增加，政府负担加重。

7. 社会服务的需求迅速膨胀

目前，中国老年人口的高龄化、老年人家庭"空巢化"趋势比较明显，加上老年人中的病残人口，因此需要照料服务的对象的数量很大，而现有社会服务的发展相对滞后。

8. 与城市相比，解决农村老龄问题的压力更大

现阶段中国老年人口的近 60%分布在农村。2000 年我国农村老龄化水平为 1.9%，比城镇高 1.24 个百分点。同时，农民的养老、医疗社会保障有待加强。随着人口老龄化进程加快，农村的养老、医疗等方面的压力相对城镇将更加突出，西部和贫困地区尤为严峻。

五、我国的养老对策

1. 尽早建立和健全养老保障体系

社会养老保障是国家依法对老年人基本生活予以保障的社会安全制度。它包括老年社会保险（养老保险、医疗保险）、老年社会福利、老年社会救济，这三者构成完整的老年社会保障，老年社会保险是它的核心。建立统一、规范、完善的社会养老保障体系，是建立中国特色社会主义事业的一项带有根本性的制度创新，需要作为一项民心工程来对待，以保障老年人的基本生活和基本权利。

2. 建立老年医疗健康保险制度，逐步实现健康老龄化

老年人具有高患病率、高伤残率、高医疗利用率的特点，因此，为老年人提供基本医疗保险，满足他们的基本医疗需求，使老年人及其家庭不至于因为疾病导致个人及家庭经济危机；另一方面，要注意面向社会、家庭和老年人进行健康教育，努力满足老年人的基本医疗需求。要逐步实现健康老龄化，在促进老龄人的全面健康对策中，要在逐步妥善解决老年人物质生活的同时，强调并重视老年人的文化素养，提高老年人的生活质量，促使老年福利、老年教育、老年文化、老年体育等事业有一定的发展，为广大老年人安度晚年创造条件。

3. 逐步建立有中国特色的安老、养老安全网

从中国的实际出发，实现传统的家庭养老逐步向社会养老的部分转变

是一种必然趋势。从中国的经济、政治、文化传统和老年人及家庭的经济承受能力来说，要保证老年人安度晚年，不论现在还是将来，走家庭和社会养老相结合的居家养老道路，是解决中国养老问题的正确选择。这里所说的居家养老是一种养老模式的总称，不是与"家庭养老""机构养老""老年公寓""社会化养老服务"等并列的具体养老形式，即坚持和完善家庭养老，走家庭养老和社会养老相结合的居家养老道路，积极创造形成一个以家庭为核心，社区养老服务网络为外围，养老制度为保障的居家养老体系，逐步建立适合中国国情的家庭保障安全网、社会养老服务安全网、社会养老保障制度和政策安全网。

4. 发展老年医学，延长"生活期望寿命"

随着我国进入老龄化社会，各项医疗费用的进一步增加将给社会经济带来更大负担。解决医疗负担过重问题是解决一系列人口老龄化社会问题的重要一环。为此，要大力发展老年医学，实现医疗资源的平衡性，特别是要做好老年初级卫生保健工作，为老年人提供适当、及时的初级保健照顾。

5. 积极发展老龄产业，开拓老年消费市场

发展老龄产业的根本目的，是为了提高老年人的生活质量，而不仅仅是为经营者获利，为此，政府从多方面创造条件支持老龄产业发展，包括给予政策优惠和扶持。考虑到当前老年人口总体收入水平较低，对老年人生活服务市场采取低税或免税优惠政策，使从事此类市场的经营者能有适当营利和拓展产业的能力。可见，经营老年产业，必须坚持社会效益与经济效益相结合。

第二节　老年健康与健康老龄化

我国已经进入人口老龄化快速发展期，对于老年健康问题，国家有法规，家庭有需求，老人有愿望，无论是社会还是个人，都应重视老年人健康问题，积极倡导和促进健康老龄化。

一、老年健康的含义

老年健康的含义与一般人群健康的含义相同。世界卫生组织认为，健康不仅是指没有疾病和虚弱状态，还要有完整的生理、心理状态和良好的社会适应能力。老年人更应该注重以上三方面相结合的整体健康。

二、健康的标准

世界卫生组织给健康提出了十条标准，具体如下：

（1）有充沛精力，能从容不迫地担负日常繁重的工作。

（2）处世乐观，态度积极，乐于承担责任。

（3）善于休息，睡眠良好。

（4）应变能力强，能适应环境的各种变化。

（5）能抵抗一般的感冒和传染病。

（6）体重适中，身体匀称，站立时头、肩、臂位置协调。

（7）眼睛明亮，反应敏捷，眼睑不发炎。

（8）牙齿清洁，无龋齿，不疼痛，牙龈无出血现象。

（9）头发有光泽，无头屑。

（10）肌肉丰满，皮肤有弹性。

三、健康老龄化的内涵

所谓"健康老龄化"，是指在老龄化社会中，绝大多数老年人的生理、心理和社会功能均处于健康状态，同时，社会和经济发展不受过度人口老龄化的影响。具体内涵主要包括以下几个方面。

（1）老年人个体的健康：老年人个体身心健康和良好的社会适应能力。

（2）老年群体的整体健康：老年群体生活美满、身体健康、预期寿命延长以及与社会整体相协调。

（3）老年人的家庭健康：有老年人的家庭代际和谐、婚姻美满幸福。

（4）老年人经济健康：老有所养，不为养老发愁。

（5）社会环境健康：生活富有活力，经济充满生机，各方面协调有序发展。

四、我国老年人健康的标准

随着我国人民生活水平的提高，人的寿命也在延长，老年人的数量明显增加，许多城市已进入老龄化社会。老年人都希望自己有一个健康的身体，以保证自己晚年的生活质量。

中华医学会老年医学分会曾依据医学模式从生物医学模式向社会—心理—生物医学模式转变的要求，制定并补充完善我国健康老年人的标准。具体标准如下：

（1）躯干无明显畸形，无明显驼背等不良体型，骨关节活动基本正常；

（2）神经系统无病变，如偏瘫、老年痴呆及其他神经系统疾病，神经系统检查基本正常；

（3）心脏基本正常，无高血压、冠心病（心绞痛，冠状动脉供血不足，陈旧性心肌梗死等）及其他器质性心脏病；

（4）无明显肺部疾病，无明显肺功能不全；

（5）无肝、肾疾病，无内分泌代谢疾病、恶性肿瘤及影响生活功能的严重器质性疾病；

（6）有一定的视听功能；

（7）无精神障碍，性格健全，情绪稳定；

（8）能恰当地对待家庭和社会人际关系；

（9）能适应环境，具有一定的社会交往能力；

（10）具有一定的学习、记忆能力。

我国制定的这一健康老人标准，既符合当前我国老年人的实际情况，又符合世界卫生组织对人体健康标准的具体规定。

五、老年人健康的现代评价标准

社会医学家认为，对老年人的健康评价应包括以下五个方面。

（1）日常生活能力：首先指可以自理，如洗澡、穿衣、进食等，不需要别人监护，其次也包括老人操持家务能力，如打电话、购物、自理经济、做一点家务等等。

（2）精神健康：主要指没有精神障碍和精神症状。由于老年人的神经系统发生了生物学改变，信息加工速度减慢，认知功能会出现不同程度的衰退，容易出现焦虑、抑郁、固执、疑心、自私和偏执等心理障碍。

（3）躯体健康：传统习惯所说的健康，多指躯体健康而言。躯体健康不佳，可表现为多种器质性疾病和症状，如高血压、冠心病、气管炎、糖尿病及肿瘤等。

（4）社会健康：个体人际关系的数量和质量及社会参与的程度。如家庭居住情况，婚姻状况，与亲属、朋友、邻里关系，与社会组织关系，职业状况，等等。一个老人如果长期独自待在家里，不与人打交道，不能进行社会参与，就不能算是一个全面健康的人。

（5）经济状况：当今的老人一部分靠退休金或养老金生活，也有一部分是由子女赡养。而老人在经济上若是独立，自己会生活得更有信心，更好地娱乐。

总之，做一个健康老人，要学会以动养静，以素为补，以宽容作准则，从生活的各方面使自己跟上时代。

六、祖国传统医学认为的老年人身体健康的八条标准

从祖国传统医学角度看，一个健康老人应具备如下生理特征。

（1）眼有神：目光炯炯有神，说明视觉器官与大脑皮层生理功能良好。祖国传统医学认为，肾开窍于耳，肝开窍于目。耳目为肝气所通，肝肾充足，则耳聪目明。眼睛是人体精气汇集之处。目光有神是心、肝、肾功能良好的表现。

（2）声息和：说话声音洪亮，呼吸从容不迫（呼吸 16～20 次/分），说明发音器官、语言中枢、呼吸以及循环系统的生理功能良好。祖国传统医学认为声息和是正气内存的表现，正气充裕，邪不可干，就不容易得病。健康的老年人声音洪亮，呼吸均匀通畅。

（3）前门松：小便顺畅，说明泌尿、生殖系统大体无恙。祖国传统医学认为，若小便淋沥不畅，可谓"膀胱气化失利"，表明泌尿或生殖系统功能有损。健康的老年人尿量每天 1 000～1 500 毫升，每天约 5～6 次，每次200～250 毫升左右，尿色清亮。

（4）后门紧：肛门的约束力较强。祖国传统医学认为进入老年，由于肾阳衰弱，脾阳虚导致中气下陷，脾脏和大肠传送运化失调，容易发生大便失常。但若多食少便或规律性的一两天大便一次，则说明肾、脾和大肠

功能并未衰减。健康的老年人一般每天一次或二次大便，或隔日一次，大便呈淡黄色。

（5）形不丰："千金难买老来瘦"，中老年人体形应偏瘦，不应肥胖，始终保持标准体形。中老年人肥胖易引起"肥胖综合征"，即高血压、高血脂、冠心病、糖尿病、胆囊炎和胆石症等。在高血压、冠心病和糖尿病等疾病患者中，肥胖者的发病率明显高于体重正常者。

标准体重的简单计算公式为：

男性：身高（厘米）-105=体重（千克）

女性：身高（厘米）-100=体重（千克）

如超过或减少标准体重 5 千克以内尚属正常范围，如超过或减少标准体重 5 千克以上，应引起注意，超过 10 千克以上，就属肥胖，为病态；如体重低于标准体重 10 千克以上就属于极瘦，二者都不应被忽视。

（6）牙齿坚：说明老年人肾精充足。祖国传统医学认为，齿为骨之余，肾主骨生髓。肾精充足，则牙齿坚固，自然多寿；如肾虚则骨败齿摇。同时，坚固的牙齿还是消化功能良好的保证。

（7）腰腿灵：人老腿先衰，人弱腰先病。腰灵腿便，说明其筋骨、经络及四肢关节皆很强健。祖国传统医学认为，老年人腰腿灵活说明肝、脾、肾尚实。因为肝主筋，脾主肉，肾主骨，肝好筋强，脾好肉丰，肾好骨硬。

（8）脉形小：血压不高，心率正常，即每分钟心跳次数保持在正常范围（60~80 次/分钟），动脉血管硬化程度低，脉形就小。老年人多数气虚，脉搏形态以粗大为主。若 60 岁后仍保持较小的脉形，则说明其心脏功能强盛，气血两调。祖国传统医学认为，老年人多因肾水亏虚，肝阳偏亢，故脉常粗大而强。如果 60 岁以后还能保持较小的脉形，说明阴平阳秘，气血调和。

第三节　积极老龄化的认识

一、积极老龄化的内涵

积极是积极老龄化的内涵所在，积极老龄化是指包括下岗、退休、患病、残疾在内的老年人仍然拥有参与经济活动、政治活动、精神文化活动的潜力、机会和权力，为社会做力所能及的贡献，同时也能在需要帮助的时候得到社会的保障，通过这种积极主动的态度和方式形成良性循环，以此来提高老年人的生活质量，应对老龄化的挑战。

二、积极老龄化的特征

（1）积极老龄化涵盖了成功老龄化、健康老龄化、生产老龄化等概念。积极老龄化在健康和参与的基础上增加了保障维度，强调赋予老年人更多权利。

（2）积极老龄化的另一特点在于它从"以需求为基础"的观念转变为"以权利为基础"。具体来说，积极老龄化强调赋予老年人权利，支持和鼓励老年人参与社会生活的方方面面。

（3）积极老龄化对国家和政府的责任进行了界定和阐述，为政策法规的制定提供了更明确的方针。

三、积极老龄化与老年人的分型

积极老龄化不仅包括身体的健康和心理的健康，也包括老年人自我价值的实现、贡献及权利，从而赢得社会更广泛的尊重。积极老龄化是老年人参与到社会中来，贡献自己的力量，发挥自己的余热。根据老年人的人格适应模式可以把老年人大致分为以下几种类型。

（1）A型老年人：退休后不问世事，足不出户，一日三餐，电视相伴，这种看似休息的老年生活往往使得老年人智能老化速度加快，各种疾病相继缠身，最后往往会出现家里医院"两头跑"的情况，这也将加大子女和社会的负担。

（2）B型老年人：退休后生活规律基本不变，把上班时间改为上老年大学、学画画、看书、听健康讲座、养花、养鱼、唱歌跳舞等，这些老年人往往具有较好的体魄，远离疾病，保持健康。

（3）C型老年人：活跃在社会的各个领域的老年人，关心青少年的健康成长、居民的健康生活，致力于维护环境整洁、丰富老年人的生活等，自愿担任一些社会义务工作，如网吧巡查员、社区健康宣传员、卫生监督员、老年活动组织者等，使生命的价值得以体现。同时，由于积极参与各种社会活动，大脑衰退延缓，增强了身心健康。

四、积极老龄化的行为

（1）让自己忙起来：比如学习绘画、唱歌、打牌、下棋等，这有利于排除老年人的孤独感、寂寞感与忧愁感，利于保持良好的情绪，从而使自己更加快乐，更加健康，生活更有动力。

（2）定时体检：老年人每年至少应进行一次常规体检，及时了解身体变化情况，对存在的危险因素多加注意防范，如有疾病发生也能及时治疗，预防并发症带来的严重后果。

（3）规律锻炼：科学锻炼可以增强肌肉强度，提高人的协调和平衡能力，减少骨质疏松的发生，同时还可以预防或延缓一些慢性病的发生。

（4）充足的睡眠：通过充足的睡眠，精神得以恢复，无困乏感，思维能力、记忆能力及反应敏捷度均较好，还能增强机体对疾病的抵抗力。所以，保证充足的睡眠对于老年人的健康是至关重要的。

（5）合理饮食：1992 年，世界卫生组织提出的健康"四大基石"中，饮食是其中重要的一环。合理饮食无论是作为防病还是治病的手段都是至关重要的，老年人更应该注意饮食的合理选择、合现搭配、合理分配等，从而保证其在防病和治病中的重要作用。

总之，实现积极老龄化是一个长期奋斗的目标，要靠国家、社会、家庭和老年人的共同努力，我们必须结合时代精神，超越健康老龄化这一较为传统的观念，实现向"积极老龄化"观念的转变。

第二章　　老年期的生理变化及特征

通常人们会将衰老等同于老化，但实际上二者的含义略有差别。老化是导致有机体自然死亡的一系列恶化或退化过程。而衰老是个体生长发育最后阶段（老年期）的改变，是有机体在成熟期后对环境适应能力的降低，也是对疾病的易感过程。随着年龄的增长，机体各器官、组织、细胞均会发生一系列形态结构和生理性变化，这些变化在老年性疾病的发生与发展中起着重要作用，因此，了解老年人各系统的老化改变特点，对维护和促进老年人健康具有重要意义。

第一节　老年期生理性衰老的主要表现

一、人体结构成分变化

（一）水分减少

60岁以上老年人全身含水量，男性为51.5%（青年男性为60%），细胞内含水量由年轻时的42%降至35%，女性为42%～45.5%（青年女性为50%），所以老年人用发汗退烧药时要注意防止脱水现象发生。

（二）脂肪增多

随着年龄的增长，人体的新陈代谢逐渐减慢，耗热量逐渐降低，因而食入热量常高于消耗量，所余热量即转化为脂肪而储存，使脂肪组织的比例逐渐增加，身体逐渐肥胖。人体脂含量与水含量呈反比，脂肪含量与血总胆固醇含量呈平行关系，因此老年人的血脂大多随增龄而上升。

（三）细胞数减少、器官重量及体重*减轻

细胞减少随着年龄增加而逐渐加剧。75 岁老人组织细胞减少约 30%，由于老年人细胞萎缩、死亡及水分减少等，致使人体各器官重量和体重减轻，其中以肌肉、性腺、脾、肾等减重更为明显，细胞萎缩最明显的是肌肉，肌肉弹性降低、力量减弱、易疲劳。老年人肌腱、韧带萎缩僵硬，致使动作缓慢，反应迟钝。

（四）器官功能下降

器官功能的下降主要表现在各器官的储备能力减少，适应能力降低和抵抗能力减退等。

二、代谢平衡失调

在代谢上，青年期的特点是进行性、同化性和合成性，而老年期的特点则是退行性、异化性和分解性，这种倾向通常在衰老症状出现前就已开始了。

（一）糖代谢的变化

老年人糖代谢功能下降，有患糖尿病的倾向。有研究证明，50 岁以上糖代谢异常者占 16%，70 岁以上异常者占 25%。

（二）脂肪代谢的变化

随着机体的老化，不饱和脂肪酸形成的脂质过氧化物易积聚，后者极易产生自由基，血清脂蛋白也是自由基的来源。随年龄的增长，血中脂质明显增加，从而使老年人易患高脂血症、动脉粥样硬化、高血压及脑血病。

（三）蛋白质代谢的变化

蛋白质代谢的衰老变化是人体生理功能衰退的重要物质基础。随着年龄的增长，血清白蛋白含量降低，总球蛋白增高，而且蛋白质分子可随增

---

* 注：此处的重量指质量、体重指身体质量，后同。

龄而形成大而不活跃的分子，蓄积于细胞中，致使细胞活力降低，功能下降。老年人蛋白质代谢分解大于合成，消化、吸收功能减退。随着年龄的增长，体内各种蛋白质的量和质趋于降低。蛋白质轻度缺乏时，可出现易疲劳、体重减轻、抵抗力降低等症状；严重缺乏时则可导致营养不良性水肿、低蛋白血症及肝、肾功能降低等。但老年人若长期过量的高蛋白饮食，可增加功能已减退的肝、肾等器官的负担。

（四）无机物代谢的变化

老年人细胞膜通透功能减退，离子交换能力低下，无机物异常代谢最显著的表现为骨关节性病变，尤以骨质疏松为甚。

三、适应能力下降

老年人对内外环境的改变的适应能力下降，体力活动时易心慌气短，活动后恢复时间延长。对冷、热适应能力减弱，夏季易中暑，冬季易感冒。一些年轻人很易应付的体力、脑力劳动，老年人常难以负担。由于对体位适应能力减退，老年人血压波动大。老年人代谢能力低下，如经口或静脉注射葡萄糖负荷或静脉注射钙负荷，其高血糖或高血钙均持续时间较长，由此可见，老年人的内环境稳定性较年轻人低。

第二节　老年期各系统的老化改变

一、感觉器官的老化改变

感觉器官的老化改变主要包括视觉、听觉、味觉、嗅觉、皮肤感觉等感官功能的变化。

（一）视　觉

老年人因角膜透明度、屈光能力减低，虹膜和晶状体弹性减退，易出现不同程度的视力障碍，如远视、视野变小、对光量度的辨别力下降以及老年性白内障等。

（二）听　觉

老年人由于耳郭及外耳道弹性减退，收集声波和辨别声音的能力下降，内耳血管壁增厚，管腔狭小，导致内耳缺血，加之听神经功能减退，使老年人听力逐渐下降乃至丧失。

（三）味　觉

老年人的味蕾较青年人减少约 2/3，对酸、甜、苦、咸的敏感性下降，特别对咸、甜感觉显著迟钝，常常感到饮食无味。

（四）嗅　觉

老年人鼻内感觉细胞逐渐衰竭，导致嗅觉变得不灵敏，对气味的分辨能力下降，以男性更为明显。

（五）皮　肤

皮肤是保持身体正常生理活动的第一道防线，从面积和含量而论，皮肤是人体最大的器官。老年人皮肤的触痛、温觉减弱，表面的反应性减弱，对不良刺激的防御等功能降低，再生和愈合能力减弱。老年人皮肤因皮脂腺分泌减少而易发生无泽开裂和瘙痒。由于皮肤表面粗糙、松弛、弹性降低而出现皱纹、下眼睑肿胀，形成眼袋。皮肤毛细血管减少变性，脆性增加从而易出血（老年性紫癜）。随年龄增长，皮肤神经末梢的密度显著减少，致皮肤调温功能下降，感觉迟钝。脂褐素沉积形成老年斑。

二、呼吸系统的老化改变

（一）鼻

老年人鼻软骨弹性减低，鼻黏膜及腺体萎缩，鼻腔对气流的过滤和加温功能减退或丧失，加重下位气道的负担，使整体气道防御功能下降。

（二）咽、喉

老年人因咽黏膜和淋巴细胞萎缩，易患上呼吸道感染。咽喉黏膜、肌肉退行性变或神经通路障碍时，可出现吞咽功能失调。

（三）气管、支气管

随着老化，老年人的气管和支气管黏膜萎缩，弹性组织减少，纤维组织增生、黏膜下腺体和平滑肌萎缩，支气管软骨钙化、变硬、管腔扩张，小气道杯状细胞数量增多，分泌亢进，黏液潴留，气流阻力增加，易发生呼气性呼吸困难。由于管腔内分泌物排泄不畅，发生感染的机会增多。

（四）肺

"老年人肺"是肺组织结构老化的概括，其特点包括：① 肺组织的颜色呈灰黑色；② 肺组织萎缩，体积变小，重量减轻；③ 呼吸性细支气管和肺泡管扩大，这是"老年肺"最显著的特征；④ 肺泡弹性下降，硬度增加；⑤ 肺泡壁周围弹性组织退行性变，肺泡壁变薄，肺泡隔中毛细血管数量和血流量减少；⑥ 肺泡面积减少，气体交换面积减少，30 岁时肺组织气体交换面积为 75 m^2，70 岁时减少到 60 m^2；⑦ 老年性肺气肿：胸廓前后径增大，前后径与左右径的比值接近 1 或大于 1。

肺组织结构的改变，引起肺功能的降低，表现为通气量下降，肺活量与最大呼气量减少，残气量和功能残气量随着年龄增长而上升，换气效率明显降低。肺毛细血管黏膜表面积减少，肺灌注流量减少，通气血流比例增加。

肺动脉壁出现肥厚、纤维化，肺静脉内膜硬化，使肺血流量减少和肺动脉压力增高。

（五）胸廓及呼吸肌

老年人因肋骨、脊柱钙化而变硬，黏膜上皮及黏液腺退化，椎骨管腔扩张，胸腔前后径变大呈桶状胸。老年人呼吸肌萎缩，呼吸运动无力，呼吸效能降低。因此，老年人的肺功能降低，吸气动力明显减退，咳嗽力量不足，痰液不易咳出，可出现呼吸道阻塞。

三、循环系统的老化改变

（一）心　脏

随着年龄的增长，老年人的心脏的体积和重量逐渐增加，80 时岁左心室比 30 岁时增厚 25%。因心肌细胞纤维化，脂褐素沉积，胶原增多，心肌的兴奋性、自律性、传导性均降低，心瓣膜退行性变和钙化，窦房结起搏细胞减少，纤维增多，房室结、房室束和和束支都有不同程度的纤维化，故老年人易出现心脏传导障碍。

（二）血　管

随着年龄增长，老年人的动脉内膜增厚，中层胶原纤维增加，造成大动脉扩张而屈曲，小动脉管腔变小，动脉粥样硬化，导致血压升高，以收缩压增高为主。静脉血管胶原纤维增生，弹性下降，血流缓慢，静脉瓣萎缩或增厚，易发生静脉曲张。由于血管硬化，自主神经对血压的调节作用减弱，易发生体位性低血压。

（三）心电图

老年人心电图常出现：①P 波振幅降低；②P-R 间期轻度延长，右束支传导阻滞；③Q-T 间期延长，但不超过正常值上限；④T 波低平；⑤心电轴左偏。

四、消化系统的老化改变

（一）口　腔

随着年龄增长，老年人牙龈萎缩，齿根外露，牙齿松动，牙釉质丧失，牙易磨损、过敏，舌和咬肌萎缩，咀嚼无力，碎食不良，食欲下降，唾液腺萎缩，唾液分泌减少，使口腔的自洁作用和对淀粉的消化作用减弱。

（二）食　管

随着年龄增长，老年人食管黏膜及肌肉萎缩，蠕动性收缩力减少，非蠕动性收缩增强，食物通过时间延长，易引起吞咽困难和食物残留，反流性食管炎、食管癌等发病率也增高。

（三）胃

老年人胃黏膜及腺细胞萎缩、退化，胃液分泌减少，造成胃黏膜的机械损伤，黏液碳酸氢盐屏障的形成障碍，致胃黏膜易被胃酸和胃蛋白酶破坏，减低胃蛋白酶的消化作用和灭菌作用，促胰液素的释放降低，使胃黏膜糜烂、溃疡、出血，加之内因子分泌功能部分或全部丧失，影响了铁离子、维生素 B_{12}、蛋白质等物质的消化和吸收能力，使老年人易出现缺铁性贫血、营养不良等。

（四）肠

老年人小肠重量减轻，空肠绒毛增宽、变短，平滑肌层变薄，收缩蠕动无力，各种消化酶水平下降，致小肠消化吸收功能大大减退，易发生营养不良。因小肠液分泌减少，肠蠕动减弱，可发生急性肠麻痹。大肠黏膜萎缩，肠蠕动缓慢无力，加之老年人活动减少，使肠内容物通过大肠的时间延长，水分的重吸收增加，易造成便秘。

（五）肝、胆

老年人肝脏明显缩小，重量减轻。肝细胞变性，数量减少，结缔组织增加，易造成肝纤维化和硬化。肝解毒功能及蛋白合成能力下降，出现清蛋白降低，球蛋白升高。由于肝血流量减少，药物在肝脏内的代谢延缓，易出现药物不良反应和毒性作用，故老年人用药剂量宜小。

老年人胆囊及胆管变厚、弹性减低，胆汁的分泌、排泄功能减弱，胆汁中因含大量胆固醇，胆汁黏稠，因此，易发生胆囊炎、胆石症。

（六）胰　腺

老年人胰腺萎缩，胰液分泌减少，酶量及活性下降，严重影响淀粉、蛋白、脂肪等物质消化吸收。胰岛细胞变性，胰岛素分泌减少，对葡萄糖的耐量减退，增加了发生胰岛素依赖型糖尿病的危险。

五、泌尿系统的老化改变

（一）肾

50 岁后人体肾脏体积逐渐缩小，皮质变薄，重量减轻。老年人肾间质纤维化增加，肾小球数量减少，且玻璃样变、硬化，基底膜增厚，肾小管细胞脂肪变性，弹性纤维增多，内膜增厚，透明变性，肾远端小管憩室数随增龄而增加，可扩大成肾囊肿。肾单位数目随增龄而减少，70 岁以后可减少 1/3-1/2。老年人的肾血浆流量随增龄而下降，从 40 岁开始，平均每 10 年下降约 10%，至 90 岁时仅为青年人的 50%。肾浓缩、尿稀释功能降低，肾小管分泌与吸收功能均随增龄下降，肾小管内压增加，从而减少有效滤过，使肾小球滤过率进一步下降。此外，老年人肾调节酸碱平衡能力下降，易导致水钠潴留、酸碱失衡和急性肾衰竭。

老年人肾脏内分泌机能减低，前列腺素分泌减少致血管收缩，血流减少；促红细胞生成素减少，可引起贫血；α-羟化酶活性下降，钙磷代谢受影响，故老年人容易发生骨质疏松和骨折。此外，老年人肾脏对药物排泄功能下降，药物半衰期延长，易发生药物蓄积中毒。

（二）输尿管

老年人输尿管肌层变薄，支配肌肉活动的神经减少，使输尿管张力降低，尿液进入膀胱的速度变慢甚至反流，可引起逆行感染。

（三）膀　胱

老年人膀胱肌肉萎缩，纤维组织增生，易发生憩室，且膀胱缩小，容量减少，残余尿增多，75 岁以上老年人残余尿可达 100 mL。随增龄膀胱括约肌萎缩，支配膀胱的自主神经系统功能障碍，致排尿反射减弱，缺乏随意控制能力，常出现尿频或尿意延迟，甚至尿失禁。

（四）尿　道

老年人尿道括约肌萎缩、纤维化变硬，括约肌松弛，尿流变慢，排尿无力，导致膀胱残余尿增加和尿失禁。65 岁以上男性多伴有前列腺增生，压迫尿道引起尿路梗阻，影响膀胱排空，使尿道感染的发生率高。老年女性雌激素分泌减少，尿道及延至膀胱三角区的黏膜萎缩松弛易发生膨出。

六、内分泌系统的老化改变

（一）下丘脑

下丘脑是体内自主神经中枢。下丘脑有"老化钟"之称，其功能衰退，使各种促激素释放激素分泌减少或作用减低，接受下丘脑调节的垂体及下属靶腺的功能也随之发生全面减退，从而引起衰老的发生与发展。随着年龄的增长，下丘脑的受体数减少，对糖皮质激素和血糖的反应均减弱。对负反馈抑制的阈值升高。

（二）垂　体

随年龄的增长，老年人垂体纤维组织和铁沉积增多，下丘脑-垂体轴的反馈受体敏感性降低。

（三）甲状腺

老年人甲状腺重量减轻，滤泡变小，同化碘的能力减弱，三碘甲状腺原氨酸（T3）水平降低，血清抗甲状腺自身抗体增高，甲状腺在外周组织的降解率降低，垂体前叶促甲状腺激素（TRH）释放激素刺激的反应性亦降低。

（四）甲状旁腺

老年人的甲状旁腺细胞减少，结缔组织和脂肪细胞增厚，血管狭窄，甲状旁腺素（PTH）的活性下降，Ca^{2+}转运减慢，血清总钙和离子钙均比年轻人低。老年妇女由于缺乏能抑制 PTH 的雌激素，可引起骨代谢障碍。

（五）肾上腺

老年人肾上腺的皮、髓质细胞均减少，不论性别，随增龄肾上腺皮质的雄激素分泌皆直线下降，使老年人保持内环境稳定的能力与应激能力降低。

（六）性　腺

男性 50 岁以上后，其睾丸间质细胞的睾丸酮分泌下降，受体数目减少，或其敏感性降低，致使性功能渐减退，女性 35～40 岁雌激素急剧减少，60 岁降到最低水平，60 岁以后稳定于低水平。

（七）胰　岛

随着年龄的增长，老年人胰岛功能逐渐减退，胰岛素分泌减少，细胞膜上胰岛素受体减少和对胰岛素的敏感性降低，导致葡萄糖耐量下降，故老年人糖尿病尤其是 2 型糖尿病的发生率增高。

七、运动系统的老化改变

（一）骨　骼

老年人骨骼中的有机物质含量减少或逐渐消失，骨质逐渐萎缩，使骨骼韧性降低，脆性增加，骨骼中的矿物质不断减少，内部构造出现改变，如骨基质变薄，骨小梁减少变细，骨质密度降低。同时老年人骨代谢也出现退行性变，骨生成和骨吸收间失去平衡，导致骨质疏松，表现为身高变矮，脊柱弯曲、变短，骨骼容易发生变形和骨折。

（二）关　节

关节的退行性变在老年人中普遍存在，尤以承受体重较大的膝关节、腰和脊柱最明显。长期慢性创伤、过多地负重、牵拉等均会加重关节的退行性变。老年人关节软骨含水量和亲水性黏多糖减少，软骨素亦减少，关节囊滑膜沉积磷灰石钙盐或焦磷酸盐而僵硬，滑膜萎缩、变薄，基质减少，液体分泌减少，关节软骨与滑膜钙化、纤维化，失去弹性，血管硬化，供血不足，加重关节变性，韧带、腱膜、关节素纤维化而僵硬，使关节活动受到严重影响，引起疼痛，骨质增生。

（三）骨骼肌

随着年龄的增长，老年人肌细胞水分减少，肌纤维变细，重量减轻，肌肉韧带萎缩，耗氧量减少，肌力减低，故老年人易出现肌疲劳，表现为腰酸腿痛。由于肌肉的老化，加上脊髓和大脑功能衰退，活动减少，导致老年人反应迟钝，笨拙，行走缓慢不稳等，容易跌倒。

八、神经系统的老化改变

随着年龄的增长，老年人脑组织逐渐萎缩，脑细胞数减少，脑重量减轻。一般认为，人出生后脑神经细胞即停止分裂，自 20 岁开始，脑神经细胞每年丧失 0.8%，且随其种类、存在部位等的不同而选择性减少。老年人的脑中还可见脑室扩大，脑膜增厚，脂褐素沉积增多。同时，由于脑动脉随年龄增长而发生硬化，使脑组织血循环阻力增大，脑供血减少，耗氧量降低，导致脑血栓形成、脑梗死或脑血管破裂出血。此外，老年人因多种神经递质的能力皆有所下降，导致老年人健忘，智力减退，注意力不集中，睡眠不佳，精神性格改变，动作迟缓，运动震颤，痴呆等。

由于神经系统发生退行性变，神经传导速度减慢，导致老年人对外界事物反应迟钝，动作协调能力下降。老年人的触觉、本体觉、视觉、听觉的敏锐性均下降，而味觉、嗅觉的阈值明显升高，向中枢的传导信号明显减少，从而使老年人的劳动能力下降。

九、免疫功能的老化改变

正常免疫功能在青春期达高峰，随着年龄的增长，老年人免疫功能逐渐下降。老年人的机体抵抗力低，容易遭受细菌感染，罹患肿瘤及自身免疫性疾病。

第三章　老年健康保健

第一节　老年健康保健概述

为老年人提供满意的医疗保健服务，不仅有利于老年人健康长寿，还有利于促进社会发展和稳定，有利于健康老龄化目标的实现。

一、老年保健的概念

老年保健是指在平等享用卫生资源的基础上，充分利用现有资源，使老年人得到基本的医疗、康复、保健、护理等服务，以维持和促进老年人的健康。老年保健组织对老年人的健康保健和生活质量的提高具有重要意义。

二、老年保健的重点人群

1. 高龄老年人

该人群是指 75 岁以上的老年人。高龄老年人群大多体质脆弱，且患有多种疾病，易出现多系统功能衰竭，住院时间也较长，因此，对医疗保健的需求较大。

2. 丧偶老年人

据世界卫生组织报告，丧偶老年人的孤独感和心理问题发生率均高于有配偶者。丧偶会对老年人的健康造成危害，若是近期丧偶者，常导致原有疾病加重或复发。

3. 独居老年人

随着家庭小型化和农村子女向城市流动人数情况的增多，家庭中只有老年人的现象也越来越多。独居老年人增多对包括医疗保健在内的社区服务的需求量也在增多，独居老年人外出看病难，因此，为独居老年人提供健康咨询或健康具有重要意义。

4. 新近出院的老年人

新近出院的老年人因疾病未完全恢复，身体状况差，常需要继续治疗和及时调整治疗方案，如遇到经济困难等不利因素的影响，疾病极易复发甚至导致死亡。

5. 老年精神障碍者

老年人中的精神障碍者主要是痴呆患者。痴呆老年人需要保健服务明显高于其他人群，应引起全社会的认识。

三、老年保健的基本原则

老年保健原则是开展老年保健工作的行动准则，为老年保健工作提供指导。其内容包括：

1. 预防为主原则

老年保健应集健康教育、预防、治疗、康复、保健于一体，充分发挥老年人的主观能动性，做到自我保健、家庭保健、社区保健相结合。

2. 全面性原则

老年人健康包括身体、心理和社会三方面的健康，故老年保健不仅要关注老年人的生理、心理和社会适应能力等多方面的问题，同时还应包括老人在疾病的预防、治疗、康复和健康促进方面的问题。

3. 区域化原则

区域化原则是指以社区为基础提供老年保健，使老年人能够方便、快捷地获得保健服务。

4. 费用分担原则

该原则是指老年保健需由政府、社会和个人三方出资，多渠道筹集社会保障基金。

5. 功能分化原则

功能分化原则是指在对老年保健的多层次性有充分认识的基础上，对老年保健的各个层面要有足够的重视。在老年保健的计划、组织和实施及评价方面形成老年保健的专业化特色。

6. 个体化原则

个体化原则是指采用多学科的不同方法，对老年人的健康问题进行多方面评估，提出不同个体的治疗和长期监护计划。

7. 联合国老年政策原则

联合国提出的老年政策原则主要包括（1）独立性原则；（2）参与性原则；（3）保健与照顾原则；（4）自我实现或自我成就原则；（5）尊严性原则。

四、老年保健的任务

老年保健需要在老年人医院或老年病房、中间机构、社区及临终关怀设施内，充分利用社会资源，做好老年保健工作。

1. 老年人医院或老年病房的保健护理

该机构内的医护人员应掌握老年病人的临床特征，做好住院老年病人的治疗、护理工作和健康教育工作。

2. 中间老年服务机构的老年保健护理

中间机构的保健护理工作主要是指导老年人每日按时服药、康复训练，帮助老年人满足生活需要，提高老年人的生活质量为。

3. 社区、家庭中的医疗保健护理

社区、家庭中的医疗保健护理是老年保健的重要内容工作之一。社区、家庭保健护理有利于满足老年人不脱离社区、家庭环境的心理需求，并能解决老年人基本的医疗、护理、健康保健、康复服务等需求。

五、老年保健的策略

根据老年保健目标，我国老年保健策略可归纳为以下 6 个方面：

1. 老有所养

老有所养是指老年人的生活保障，可通过建立完善的社区老年服务设施和机构，增加养老资金的投入，以确保老年人的基本生活和服务保障，让老年人安度幸福晚年。

2. 老有所医

"医"即老年人的医疗保健。通过深化医疗保健制度改革，解决资源不足和地区间不平衡，以国家、集体、个人合理分担的原则，使大多数人受益，实现老有所医。

3. 老有所乐

"乐"即老年人的文化生活。积极引导老年人正确和科学地参与社会文化活动，提高身心健康水平和文化修养。建立老年活动站，开展琴棋书画、阅读欣赏、体育文娱活动，饲养鱼虫花草、组织观光旅游、参与社会活动等。

4. 老有所学

"学"即老年人的发展。老年大学为老年人提供了一个再学习的机会，也为老年人的社会交往创造了有利的条件，老年人可根据自己的兴趣爱好，选择学习内容。

5. 老有所为

"为"即老年人的成就。老有所为在一定程度上对提高老年人在社会各家庭中的地位及进一步改善自身生活质量有着积极作用。老年人可直接或间接参与社会发展，如从事各种技术咨询服务、编史或写回忆录等。

6. 老有所教

"教"即老年人的教育及精神文化生活。社会有责任对老年人进行科学的、良好的教育，并帮助老年人建立健康的、丰富的、高品位的精神文化生活。

六、老年保健的要求

1. 讲究精神卫生

老年人的精神卫生包括 6 个方面：正视现实；克服不良个性；保持乐

观、稳定情绪；消除孤独；参加适当的体育锻炼；活到老，学到老。

2. 合理膳食营养

老年人应遵循平衡膳食原则，确定适合自己的能量水平，要做到既按膳食指南要求，又根据个人饮食习惯，选择适合自己的膳食方式。

3. 生活规律、劳逸结合

我国自古以来就提倡"生活有节，起居有常"。有规律的生活可以保障人体生物中的正常运转，保证身体健康、延年益寿。不规律的生活会使身体各器官时刻处于紧张状态，导致器官功能失调，使人发生疾病。因此，老年人要养成良好的生活作息习惯，劳逸结合，每天的睡眠时间不少于 6 小时，最好有午休。

4. 戒烟、限酒

吸烟是导致老年人慢性支气管炎和肺气肿的主要原因，还会增加患心脏病、脑卒中、高血压等疾病的风险，同时吸烟会诱发食管癌、支气管癌等肿瘤发生。吸烟对老年人的健康有百害而无一益，应尽早戒除。长期过量饮酒对肝脏的损害最为明显，会引起酒精性脂肪肝、酒精性肝硬化等，同时也会增加高血压、脑卒中、痴呆和癌症等的发病风险。

5. 合理安全用药

随着年龄的增长，老年人记忆力减退，对药物的治疗目的、服药时间和方法常不能正确理解，从而影响了用药的安全和疗效。由于老年人常有多种慢性疾病共存，往往同时服用多种药，服药依从性逐渐减弱，且用药时长，药物相互作用复杂，容易产生药品不良反应，因此，老年人一定要在医护人员的指导下正确安全地用药。

6. 定期健康体检

定期进行健康体检，可以了解身体健康状况，及早发现健康问题和疾病，以便有针对性地改变不良的行为习惯，减少健康危险因素。老年人每年要至少做一次体检。

第二节　老年自我保健

一、自我保健的概念

世界卫生组织认为，自我保健是指个人、家庭、邻居、亲友和同事自发的卫生活动，并作出与卫生有关的决定。其内容包括维护健康、预防疾病、自我诊断、自我治疗以及在医疗机构诊治后的继续自我保健等。

自我保健的特点是强调和重视"自我"在保健中的地位和作用，强调自我负责，并且是积极地自觉地对自己的健康"自我负责""自我爱护""自我预防"和"自我保健"，以增进自身健康，免除病患之苦。

老年自我保健是指健康或罹患某些疾病的老年人，利用自己所掌握的医学知识、科学的养生保健方法和简单易行的康复治疗手段，对身体进行自我观察、诊断、预防、治疗和护理等活动。

二、自我保健的具体措施

1. 自我观察

自我观察即通过"看""听""嗅""摸"等方法观察自身的健康状况，及时发现异常或危险信号，做到能够早期发现和及时治疗疾病。

2. 自我预防

自我预防是指建立健康的生活模式，养成良好的生活、饮食、卫生习惯；适当进补或复用抗衰老药物，并定期进行体检；调整和保持最佳的心理状态；坚持适度运动，锻炼身体。这些都是预防疾病的重要措施。

3. 自我治疗

自我治疗是指一些轻微损伤和慢性疾病的患者对自己施行的治疗，包括吸氧、皮下注射胰岛素，常见慢性疾病的自我服药等。

4. 自我护理

自我护理是指运用家庭护理知识进行自我照料、自我调节、自我参与及自我保护等护理，以增强生活自理能力。安排好日常生活起居，做到生活规律，起居有常；调适好心理状态，适应健康的需要；经常开窗通风，保持室内空气新鲜，温湿度适宜；注意个人卫生，保证睡眠充足以及进行适当户外活动等。

5. 定期健康体检

定期进行健康体检，可以帮助了解个人身体健康状况，对身体健康问题或疾病做到早发现、早治疗。老年人应每年至少进行一次全面的健康检查。

三、自我保健的注意事项

老年人要根据自我保健的目的、身体情况来选择适当的自我保健方法，或到正规的医疗卫生机构进行咨询，获取精神、心理、运动、膳食等方面的保健知识，以指导自己的行为。自我保健中应以非药物疗法为主，药物保健应以非处方药为主，如需治疗用药，应根据医嘱用药，且不可信任传销组织、江湖游医以及道听途说的方法。服用药物应掌握适应症、禁忌症、剂量、用法、疗程，防止药源性的功能损害的发生。

第三节　老年心理保健

进入老年期，人体各种生理机能会逐渐衰退，机体对复杂变化的应激能力和挫折的承受能力均明显下降。这些变化不仅影响老年人健康状况、老年病的防治和预防，同时也影响着老年人的生活和生命质量。

一、老年人的心理变化特点

（一）老年心理的感知特点

1. 视　觉

老年人视觉变化特点主要是视力下降、老视、散光、对弱光和强光的敏感性明显降低，对颜色的知觉、深度视知觉等都发生变化。

2. 听　觉

老年人听觉变化特点是可能出现耳聋或耳鸣。

3. 味觉和嗅觉

老年人味觉和嗅觉变化主要表现为感觉甜、咸的味蕾衰退较快，感觉苦、酸的味蕾衰退较慢。嗅觉感受的灵敏度随年龄的增长下降。

4. 皮　肤

60 岁以上的老年人皮肤对触觉刺激产生的最小感觉所需的刺激强度在老年过程中逐渐增大，温度觉和痛觉也变得迟钝。

（二）老年心理的认知特点

1. 注意力

老年人的注意力渐渐不如从前，注意力分散，难以集中，想去注意什么的时候总是心不在焉。另外，老年人注意力的选择功能也受到损害，不能清楚地分辨重要或次要信息。故老年人外出活动时容易发生危险。

2. 记忆力

记忆的改变是老年人心理变化易于被发现和较敏感的指标。老年人对年轻时发生的事往往记忆犹新，对老年后发生的事遗忘较快；意识记忆（理解基础上的记忆）保持较好，机械记忆（靠死记硬背的记忆）减退较快；老年人在所记对象再次出现时能够认出来的记忆保持较好，但是直接回忆起所记对象的记忆明显减退。

3. 智　力

老年人由于脑神经功能衰退，液态智力（一个人生来就进行智力活动的能力，即学习和解决问题的能力，它依赖于先天的禀赋）随着年龄增长下降明显，而晶态智力（一个人通过其液态智力所学到的并得到完善的能力，是通过学习语言和其他经验而发展起来的，它依赖于液态智力）随年龄增长减退较晚，到七八十岁才有所减退，且减退速度缓慢，有时晶态智力在老年还会有所提高，如常知、词汇理解等。

4. 日常问题解决能力

对大多数老年人来说，工具性问题解决能力如买菜、洗澡、打电话、购物等是相对保持甚至随年龄增长有所提高，但高龄老人这种能力相比年轻老年人会较差一些。在人际问题解决能力方面，如缓和夫妻矛盾、消除朋友间误会等，相比年轻人而言，老年人更多会采取退让、回避或改变自己态度的方式来解决问题。

（三）老年心理的情绪特点

老年期是负性生活事件的多发阶段，随着生理功能的老化，各种疾病的出现，社会角色与地位的改变，以及丧偶、子女离家、好友病故等负性生活事件的冲击，老年人常会产生消极的情绪体验和反应，如失落感、孤独感、自卑感、抑郁感及疑虑感等。由于老年期中枢神经系统内发生的生理变化以及内稳态的调节能力降低，老年人的情绪一旦被激发就需要花费较长时间才能恢复平静。

（四）老年人心理的人格特点

人格是人类个体在先天遗传素质的基础上，通过与后天社会环境相互结合而形成的相对稳定而独特的心理行为模式。老年人的人格主要表现为开放经验与外向人格特质的降低，即老年人会变得内向，社交范围集中在亲朋关系，常感到孤独，做事保守、爱发牢骚、依赖性较强、执拗、多疑、易受骗等。

二、老年人心理老化的应对方法

（一）感知觉老化的应对

1. 视觉老化的应对

老年人一旦有了老花眼，需尽早通过规范验光配戴适合自己的眼镜，以延缓视力的快速下降。注意饮食结构，适当多吃水果、蔬菜、动物肝脏等富含维生素的食物，以补充眼睛所需的维生素 A、维生素 D 等。注意用眼卫生，近距离工作和看电视时间不要过久。

2. 听觉老化的应对

在日常生活中，老年人要注意保健和锻炼，延缓老年性耳聋的发生，也可以通过改善外部环境来减少听觉退化对人的消极影响，如保持环境安静，尽量避免或减少噪音对听力的干扰。此外，老年人还可以佩戴功能良好的助听器来改善听觉功能。

3. 大脑保健

（1）食物保健法：现代医学研究发现，含卵磷脂、脑磷脂、谷氨酸的食物能提高大脑活动功能，延缓大脑衰老，此类食物有蛋黄、大豆、蜂蜜等。另外烟酒可导致大脑代谢异常，加速脑细胞死亡，所以老年人要戒烟限酒。

（2）睡眠健脑法：睡眠状况良好不但使人精力充沛、头脑清晰，且充满活力，睡眠不好时不但精力不佳，情绪也不好，甚至出现神经衰弱。因此要想保持头脑健康，必须调节好睡眠，保证每日有 7～8 小时的睡眠时间。

（3）环境护脑法：工作和学习环境对于养护大脑十分重要，夏天要选安静清凉的环境，冬天则要选保暖、空气流通的环境，工作环境温度超过 34 ℃ 时，大脑的消耗会明显增多，对大脑十分不利。温馨放松的色彩、轻松的音乐，都可以让大脑得到充分休息。

（4）静休动练健脑法："静休"就是静坐冥想，美国科学家通过对多批自愿受试者进行"静坐冥想"训练，一百天后发现其中 80% 的人的记忆力得到提高，其中约 1/3 的人，脑中分泌的"内啡肽"（又称快乐素）明显增加，感到心情愉快，这说明静坐具有很强的健脑效果。"动练"不但能增强体质，还能改善心理状态，使人对生活充满信心，对健康长寿充满信心。"动练"方法有练习五禽戏、八段锦、大雁功和打太极拳等，最简单的是玩铁球、踢毽子、爬山、慢跑等。另外，编织、手指操等手工活动也对大脑的保健非常有利。

（二）认知功能老化的应对

1. 智力衰退的应对

首先要消除不良信念，例如某些智力明显减退的情况，可能是由于脑血管等其他疾病造成的，而非智力本身的问题。其次要明确老年人的智力有着很大的可塑性和提升的空间，例如对老人进行图形关系训练能够明显提高老年人的液态智力，通过持之以恒地学习、积累，也能够把潜在保存的智力转变为运用的智力，可使老年人的智力水平发挥得更好、更充分。

此外，日常的身体锻炼对老年人的智力有保护作用，建议老人每天坚持适宜的体育锻炼。手部活动对于保持智力有着促进作用，老年人在茶余饭后可以多做手指操。比如双手十指互相叩击八个八拍，每次坚持十组，每天至少一次。做手指操不仅是在简单地叩击手指，同时也相当于在叩击大脑中的相关部位，可以缓解脑部的疲劳。

2. 记忆力训练

对数字进行识记，方法分为顺背和逆背数字。把表 3-1 中的数字按顺序记住并复述出来，按先后顺序背述为顺背，按相反的顺序背述为逆背。优秀者顺背为 8 位数，逆背为 6 位数。此法与受试者的注意力集中程度及意识清晰程度关系密切。

表 3-1　数字识记表

位数	顺背	逆背
2		1-4
3	3-6-5	6-3-8
4	5-4-1-6	2-1-7-8
5	7-4-9-1-3	5-1-6-8-2
6	6-2-9-5-7-3	5-9-8-1-9-4
7	5-0-1-4-3-2-6	5-6-2-9-3-1-8
8	7-3-6-2-5-1-8-9	9-4-7-3-6-8-5-7
9	2-4-5-9-6-1-7-8-3	

3. 综合训练

日常生活中，老年人不仅可以专门针对某一项认知功能单独进行训练，也可以设计一些活动，对认知功能进行综合训练。认知功能训练适用于老年人群，可采取个人形式，也可采取小组形式，具体根据活动内容和老人躯体状况而定。

三、老年人常见心理问题及防护

（一）老年焦虑障碍

焦虑是一种很普遍的情绪反应。持久过度的焦虑可严重损害老年人的身心健康，使食欲和消化功能下降，通过各种生理生化机制最终损害人体的免疫功能，使人易于罹患感冒及各种慢性疾病。

造成老年人焦虑的可能原因有：① 体弱多病，行动迟缓，力不从心；② 疑病症；③ 各种生活事件，如退休、丧偶、"空巢"、再婚、日常生活规律的扰乱等；④ 某些疾病的影响，如抑郁症、肾上腺肿瘤、甲亢、低血糖、体位性低血压等；⑤ 某些药物副作用影响，如抗胆碱能药、咖啡因、β 受体阻滞剂、皮质类固醇等，均可引起焦虑反应。

老年焦虑障碍分为急性焦虑和慢性焦虑两类。急性焦虑主要表现为急性惊恐发作。老年人常突然感到内心紧张、心烦意乱、坐卧不安、睡眠不稳、口干、心悸、脉搏加快、多汗、血压升高、潮热感、呼吸加快、大小便意增加。严重时，可以阵发性出现气喘、胸闷，有一种濒死感。部分病人可产生妄想和幻觉。

慢性焦虑一般表现为平时比较敏感、易激怒，生活中稍有不如意的事就心烦意乱；注意力不集中，有时会生闷气、发脾气等。

老年焦虑障碍的防护措施：首先要帮助老人保持良好的心态，学会自我疏导，自我放松。如果焦虑过于严重时，应遵医嘱应用抗焦虑药物如地西泮等进行治疗。

（二）老年抑郁障碍

抑郁是一种常见的情绪反应，是个体失去某种其重视或追求的东西时产生的态度体验。老化给老年人带来的重大影响，使老年人的抑郁情绪较为严重，抑郁症是老年期最常见的功能性精神障碍之一。

导致老年人抑郁的可能原因有：① 生理功能退化，疾病缠身致自理能力下降或丧失；② 性格的改变，如孤僻、被动、依赖性强等；③ 社会因素的影响，如离退休、经济拮据、与子女分居等；④ 对事物消极的认知评价等。

老年抑郁障碍的发生是渐进而隐伏的，早期可表现为神经衰弱的症状，如头痛、头昏、食欲不振等，后期主要表现为以下几个方面。

1. 情感障碍

情感障碍表现为忧郁寡欢、内心沉重，对生活没有信心，对一切事物兴趣下降，有孤独感、失落感，自觉悲观失望，有突出的焦虑烦躁症状。

2. 思维活动障碍

思维活动障碍表现为思维迟钝，反应缓慢，思考问题困难和主动性言语减少，痛苦的联想增多，常出现自责自罪、厌世及疑病。

3. 精神活动障碍

这方面的障碍表现为记忆力显著减退，计算力、理解力和判断力下降，动作迟缓，反应迟钝，缺乏积极性及主动性。严重时可不语，不动，生活需要人照顾。

4. 意志行为障碍

意志行为障碍方面，轻者表现为依赖性强，遇事犹豫不决，稍重时活动减少，不愿社交，严重者可处于无欲状态，日常生活均不能自理。最危险的病理意向活动是有自杀企图和行为。老年病人一旦决心自杀往往比成人更坚决，行为也更隐蔽，应引起高度重视。

5. 躯体症状

伴有突出的躯体性焦虑，经常感到疲乏，精力不足，失眠或睡眠过多，头痛，四肢痛，胸闷心悸，食欲差，消化不良，口干，便秘，体重减轻等，有时这些症状可能比较突出，冲淡或掩盖了抑郁心境，称之为隐匿性抑郁。

老年期抑郁症的防护措施包括：注意饮食起居，严防自杀；避免促发因素，采用心理治疗；药物治疗首选三环类抗抑郁药。自杀企图严重者可采用电休克疗法。

（三）孤 独

随着我国老龄化的加剧，老年人的心理孤独问题表现得越来越突出。据调查发现，近半数的老年人有孤独感。

导致老年人孤独的可能原因有：① 离退休后远离社会生活；② "空巢"家庭；③ 体弱多病；④ 性格孤僻；⑤ 丧偶。

孤独寂寞、社会活动减少会使老年人产生伤感、抑郁情绪，精神萎靡不振，常偷偷哭泣，顾影自怜，如体弱多病，行动不便时，上述消极感会更加加重。孤独也会使老年人选择更多的不良生活方式，如吸烟、酗酒、不爱活动等，不良的生活方式与心脑血管疾病、糖尿病等慢性疾病的发生和发展密切相关。有的老年人会因孤独而转化为抑郁症。

孤独的防护措施：老年人要摆脱孤独，一方面，需要子女和社会共同努力，做子女的必须从内心关心父母，更要注重对父母的精神赡养，经常与父母进行感情和思想的交流；另一方面，老年人应力所能及地参与社会活动，在活动中扩大社会交往，做到老有所为，既可消除孤独与寂寞，更从心理上获得生活价值感的满足，增添生活乐趣。也可以通过参加老年大学的学习以消除孤独，培养广泛的兴趣爱好，挖掘潜力，增强幸福感和生存的价值。

（四）自　卑

自卑即自我评价偏低，它是一种消极的情感体验。当人的自尊需要得不到满足，又不能恰如其分、实事求是地分析评价自己时，就容易产生自卑心理。

老年人产生自卑的原因有：① 老化引起生理性衰退；② 疾病缠身致自理能力下降或丧失；③ 社会家庭因素，如经济收入的下降等；④ 消极的认知评价。

自卑的表现：老年人形成自卑心理后，往往从怀疑自己的能力到不能表现自己的能力，从而怯于与人交往到孤独地自我封闭。他们看不到人生的光华和希望，领略不到生活的乐趣，也不敢去憧憬美好的明天。

自卑的防护措施：对于自卑的老年人应为他们创造良好的、健康的社会心理环境，尊老敬老；鼓励他们参与社会，做力所能及的事情，使他们增加生活的价值感和自尊。对生活完全不能自理的老人，应注意保护，在不影响健康的前提下，尊重他们原来的生活习惯，使老年人的尊重和需要得到满足。

（五）"空巢"综合征

"空巢"是指无子女或子女成人后相继离开家庭，形成中老年人单独居住的状况，特别是单身老年人家庭，西方国家称为"空巢"。

"空巢"综合征是指老年人生活在空巢的环境中，由于人际疏远而产生被舍弃的感觉，出现孤独、空虚、寂寞、伤感、精神萎靡、情绪低落等一系列心理失调症状，尤以老年女性为甚。

"空巢"综合征产生的原因主要是心理衰退和角色丧失。

"空巢"综合征的表现：

1. 情绪方面

主要表现为心情郁闷、孤独、寂寞、沮丧、伤感、精神萎靡、情绪低落；有时失落感与成就感交织在一起，表现为心神不宁、无所适从、烦躁不安、茫然无助等。

2. 认识方面

多数人存在自责，认为过去没有完全尽到父母的责任和义务，部分人会埋怨子女，认为子女成人后对父母的回报、孝敬、关心和照顾不够，只顾追求自己的生活方式和享乐，让老年人独守空巢。

3. 行为方面

表现为闷闷不乐，愁容不展，叹息，甚至偷偷哭泣，可伴有食欲下降、睡眠紊乱等。体弱多病的老年人存在活动受限时，以上负性情绪可能加重，导致行为退缩，缺乏自信，兴趣减退，无心参加以前感兴趣的活动，不愿主动与人交往，懒于做事，严重时个人生活不能自理。

"空巢"综合征的防护措施：指导老年人保持积极乐观的生活态度，正确地评价自身的健康状况；改善和加强社会支持，鼓励子女经常回家看看，或用其他方式与父母经常保持联系；加强心理疏导，设法满足老年人的生理需要；出现严重抑郁情况时，可遵照医嘱用药物治疗。

（六）离退休综合征

离退休综合征是指老年人离退休后不能适应新的社会角色、生活环境和生活方式的变化而出现的焦虑、抑郁、悲哀、恐惧等消极情绪，或因此产生偏离常态行为的一种适应性的心理障碍。这种心理障碍常常还会引发其他生理疾病，影响身体健康。

1. 离退休综合征的社会心理因素

（1）个性特点：平素工作繁忙、事业心强、好胜而善于争辩、严谨和固执的人易患离退休综合征。

（2）个人爱好：离退休前除工作之外无特殊爱好的人容易发生心理障碍。

（3）人际关系：人际交往不良、不善交际、朋友少或者没有朋友的人也容易引发离退休综合征。

（4）职业性质：一般而言，离退休前如果是拥有实权的领导易患离退休综合征；其次，退休前没有一技之长的人也易患此症。

（5）性别因素：通常男性比女性更难适应离退休后的各种变化。

2. 离退休综合征的表现

老年人的离退休综合征是一种复杂的心理异常反应，主要表现在情绪和行为方面。一般会出现以下症状：性情变化明显，要么闷闷不乐、郁郁寡欢、不言不语，要么急躁易怒、坐立不安、唠唠叨叨；行为反复、或无所适从；注意力不能集中，做事经常出错；对现实不满，容易怀旧，并产生偏见。

3. 离退休综合征的防治

离退休是人生的一个重要转折，是老年期开始的一个标志。要预防和治疗离退休综合征，可以用以下几种方法。

（1）调整心态，顺应规律：衰老是不以人的意志为转移的客观规律，离退休也是不可避免的。老年人必须理性地认识和接受这个事实，消除悲观思想和消极情绪，将离退休生活视为另一种绚丽人生的开始，重新安排自己的工作、学习和生活，做到老有所为、老有所学、老有所乐。

（2）发挥余热，重归社会：离退休老年人如果体格壮健、精力旺盛又有一技之长的，可以积极寻找机会，做一些力所能及的工作，为社会继续做贡献，发挥余热，实现自我价值。

（3）善于学习，渴求新知：一方面，学习能促进大脑的使用，使大脑越用越灵活，延缓智力的衰退；另一方面，老年人要通过学习来更新知识，树立新观念，跟上时代的步伐。要活到老，学到老。

（4）培养爱好，寄托精神：老年人离退休后应该有意识地培养一些爱好，以丰富和充实自己的生活。如写字、作画、种花、养鸟、跳舞、练气功、打球、下棋、垂钓等都能益智怡情，增进身心健康。

（5）扩大社交，排解寂寞：离退休后，老年人不仅应该努力保持与旧友的关系，更应该积极主动地去建立新的人际网络。在家庭中，与家庭成员间也要建立协调的人际关系，营造和睦的家庭气氛。

（6）生活自律，保健身体：离退休后老年人应给自己制定切实可行的作息时间表，早睡早起，按时休息，适时活动，同时要养成良好的饮食卫生习惯，戒除有害于健康的不良嗜好，建立健康的生活方式。

（7）必要的药物和心理治疗：对于有严重的焦躁不安和失眠症状的离退休综合征的老年人，必要时可在医生的指导下适当服用药物，以及接受心理治疗。

四、影响老年人心理变化的因素

老年人随着年龄增长，身体和智力水平也随之下降，有的老年人由于退休后生活方式改变，有的则因生活单调或失去配偶，与社会联系骤然减少，缺乏归属感，这些都能造成心理疾病。所以要缓解或消除老年人的各种心理问题，就必须先解决这些相关的因素，这样才能从根本上解决老年人的心理问题从而促进老年人的心理健康。

1. 生理功能的减退

各种生理功能的减退，如脑细胞逐渐萎缩并减少，导致反应迟钝，记忆力减退，视力及听力也逐渐减退；由于骨骼和肌肉系统功能减退，运动能力也随之下降。一些正常生理功能减退的变化会引起老年人力不从心的感觉，从而导致老年人产生悲观、孤独、抑郁的不良情绪。

2. 社会角色的变化

老年人离退休后生活重心变成了家庭琐事，广泛的社会联系骤然减少，这种角色的转变，让一些老年人很不适应，从而产生孤独感、自卑、抑郁、烦躁、消极、无用感等不良心理状态，这些心理因素均会促使身体老化。

3. 经济状况

经济是保证老年人日常生活和享受健康的基础，目前我国老年人的经济收入一般都低于在职人员，加上医疗服务费用的逐渐上升，使老年人的经济来源缺乏独立可靠的保障，对于丧失劳动能力的农村老年人，若儿女收入不佳，经济问题就更加突出，从而直接影响了老年人医疗卫生服务的享受和身心健康。

4. 丧偶和"空巢"

丧偶对于老年人的身心健康可造成严重的损害，对老年人的精神会产生一定的刺激作用。"空巢"老人由于孤独且没有他人可诉说的状况，更加让老年人易患有抑郁、失落等心理疾病。

5. 疾病的困扰

当老年人患有急性或慢性疾病时，常会影响老年人的心理状态，如脑动脉硬化，使脑功能减退，促使记忆力减退加重，晚期甚至会发生老年性痴呆等；脑梗死等慢性疾病，常可使老年人卧床不起，生活不能自理，以致产生消极的情绪和悲观、孤独等，这不仅会让老年人的疾病加重，对老年心理状态也有很大的影响。

6. 家庭环境

家庭是人类生活最基本最重要的一种组织，个人的生存、种族的繁衍、社会的安定均与家庭密切相关。老年人离退休后，从社会转向家庭，家庭便成为老年人最重要的精神、物质和生活的依托。因此家庭的和谐，家庭成员健康的个性，对老年人具有特殊的意义，对老年人的身心健康也具有重大的影响。

五、老年人心理健康的维护与促进

（一）心理健康的定义

心理健康是指个体心理在本身及环境条件许可范围内所能达到的适应与完好状态，也就是指在身体、智能及感情上与他人的心理健康不相矛盾的范围内，将个人心境发展成为最佳状态。

（二）老年人心理健康的标准

对于老年人心理健康的标准，要从动态、发展的角度进行分析，切忌由于某项标准的轻微或短暂的不符就断定老年人心理不健康。近年来，国内外心理学家将老年人心理健康的标准从以下七个方面进行界定，概括如下：

1. 认知正常

认知正常是心理健康的首要标准。

老年人认知正常主要体现在：① 感知觉正常，判断事物不常发生错觉；② 不总是要人提醒该记住的重要事情；③ 思路清晰，回答问题时条理清楚；④ 想象力丰富，不拘于现有的框框；⑤ 具有一定的学习能力，不断适应新的生活方式。

2. 情绪健康

表现为情感反应适度，乐观开朗，知足常乐，随遇而安。

3. 意志坚强

办事有始有终，不轻易冲动。面对精神刺激或压力有较强的承受能力。

4. 关系融洽

能与周围的大多数人保持人际关系和谐，能与家人保持情感上的融洽并得到家人发自内心的理解和尊重。既能乐于帮助他人，又乐于接受他人的帮助。

5. 适应环境

能以积极处事的态度与外界环境保持接触，对社会现状有较清晰的正确认识。

6. 人格健全

个性中的能力、兴趣、需要、性格与气质等各个心理特征必须和谐而统一。

7. 行为正常

一切行为与多数同龄人相一致，并符合自己的身份和角色。

（三）维护和促进老年人心理健康的原则

1. 适应原则

指导老年人学会面对环境中的不良刺激，并设法减轻其对身心的影响；学会协调各种人际关系，以维护和促进心理健康。

2. 整体原则

老年人应通过积极的体育锻炼、卫生保健和培养健康的生活方式以增强体质和生理机能，促进心理健康。

3. 系统原则

要维护人的心理健康，需关注家庭、群体、社区和社会对机体的影响。为了促进老年人的心理健康，创建良好的家庭或群体心理卫生氛围也很重要。因此，只有从自然、社会文化、道德、人际关系等多方面、多角度、多层次考虑和解决问题，才能达到系统内外环境的协调与平衡。

4. 发展原则

人的心理健康状况是一个动态发展的过程。所以，不仅要了解老年人现有的心理健康水平，而且要重视老年人过去的经历，挖掘他们的潜能，以发展的观点促进其心理健康。

（四）维护和促进老年人心理健康的护理对策

1. 开展健康教育

护理人员应帮助老年人正确面对疾病和各种生活问题，有针对性地介绍疾病的基本知识，帮助老年人正确认识疾病，增强自我保健和照顾能力，友善热情接待老年人，教育老年人树立坚强的信念和正确生死观，抱着乐观豁达的态度，便可以摆脱恐惧感和忧虑感，使人心境安静，延年益寿，从而消除各种心理问题，提高生活和生命质量。

2. 维持家庭和谐

护理人员要多与老年人的家庭进行多方面联系，帮助老年人获得家庭成员的理解、支持和照料，老年人身边关心、亲近的人越多，生活就越充实。要教育家属密切配合，维持家庭关系和谐，多关心体贴老人，特别是一些丧偶及患有身体疾病的老年人，帮助家庭正确认识危机，缓解压力，促进家庭身心健康。

3. 强化身心素质

鼓励老年人勤于学习，善于用科学的知识保健养生，既锻炼了智力，又学会了自我保健和照顾的能力。帮助老年人学习老年自我保健、老年心理等，更新观念，用各种情绪调节法，如自我教育法、活动转移法、沟通调节法、环境调节法和适当发泄法等，帮助老年人调整情绪。

4. 定期健康体检

根据老年人的身体状况定期体检，尽量为老人减少疾病发生的概率，促进健康，预防疾病，提高老人的整体身体素质。

第四章　老年人健康综合评估

第一节　概　述

老年人健康评估是系统地、有计划地收集评估对象的健康资料，并对资料的价值进行判断的过程。

老年人由于生理功能上的衰退，听觉、视觉方面的缺损以及认知功能方面改变，接受外界信息的能力和沟通能力都会有不同程度的下降。老年人患病有其自身特点，同一疾病在不同个体的表现有着很大差异。因此，确定科学的评估框架、建立科学的评估思维，利用现有的评估工具进行科学的量化评估，是确定老年人健康问题、实施科学护理的关键。

一、老年人健康评估的目的

老年人健康评估的目的就是通过多方面调查，明确老年人目前健康面临的主要问题，以及解决主要问题的重点所在，并找出存在的其他次要的问题，再针对不同的对象以及面临问题的性质，采取综合性的防治与护理措施，以达到维护和促进老年人的身心健康。

二、老年人健康评估的注意事项

1. 提供适宜的环境

老年人的感觉功能降低，血流缓慢、代谢率及体温调节功能降低，容易受凉感冒，所以体检时应注意调节室内温度，以 22 ~ 24 ℃ 为宜。老年人视力和听力下降，评估时应避免对老人的直接光线照射，环境尽可能要安静、无干扰，并注意保护老人的隐私。

2. 安排合理充分的评估时间

老年人由于感官的退化，反应较慢，行动迟缓，思维能力下降，因此，所需评估时间一般较长。同时，老年人往往患有多种慢性疾病，很容易感到疲劳，护理人员应根据老人的具体情况，分次进行健康评估，让其有充足的时间回忆过去发生的事件，这样既可以避免老人疲惫，又能获得详尽的健康资料。

3. 选择得当的体位、方法

老年人健康的综合评估应根据评估要求选择合适的体位，重点检查易于发生皮损的部位；检查痛觉和温觉时，注意不要损伤老人；检查口腔和耳部时，要取下义齿和助听器。

4. 运用恰当的沟通技巧

为了促进沟通，护理人员应尊重老人，采用关心、体贴的语气提出问题，减慢语速，语音清晰，选用通俗易懂的语言，适时注意停顿和重复，适当运用耐心倾听、触摸、拉近空间距离等技巧，注意观察非语言性信息，增进与老人的情感交流，以便收集到完整而准确的资料。为认知功能障碍的老人收集资料时，询问要简洁得体，必要时可由其家属或照顾者协助提供资料。

老年人健康评估包括躯体健康、心理健康和社会健康三个方面。

第二节　老年人躯体健康评估

老年人躯体健康评估内容主要包括健康史的评估、一般状况和形态的评估、全身状况的评估、自理功能状态的评估四个方面。

一、健康史的评估

主要评估老年人的过去疾病史，有无外伤手术史，食物和药物过敏史，参与日常生活活动和社会活动的能力，目前的健康状况，是否患有急慢性疾病，起病时间和患病年限，治疗情况，目前疾病的严重程度，病后对日常生活活动能力和社会活动的影响等情况。

二、一般状况和形态的评估

评估内容主要包括步态、活动度，并注意观察有无体力活动丧失和是否出现活动不稳等情况。

三、全身状况的评估

（一）生命体征

1. 体　温

老年人基础体温较成年人低，70岁以上的老年人感染常无发热表现。如果午后体温比清晨高1℃以上，应视为发热。

2. 脉　搏

老年人脉搏接近正常成年人，测脉搏时间不应少于30秒，并注意脉搏的不规则性。

3. 呼　吸

老年人呼吸频率较正常成人稍快，正常呼吸频率为16～25次/分，若呼吸>25次/分，提示可能出现病变。评估时应注意呼吸的方式与节律、有无呼吸困难等表现。

4. 血　压

老年人收缩压一般在140～160 mmHg（18.6～21.3 kPa）之间，舒张压在70～90 mmHg（9.2～12 kPa）之间。老年人血压增高和直立性低血压较为常见。平卧10分后测定血压，然后直立后1、3、5分钟后各测定血压一次，如直立时任何一次收缩压比卧位降低≥20 mmHg或舒张压降低≥10 mmHg，即可诊断为直立性低血压。

（二）营养状态

主要评估老年人每日的活动量、饮食状况，定期测量身高、体重。

（三）智力、意识状态

通过评估老年人对周围环境的认识和对自身所处状况的识别能力，有助于判断其有无颅内病变及代谢性疾病；通过评估记忆力和定向力，有助于老年人早期痴呆的诊断。

（四）体位、步态

疾病常可使体位发生改变，异常步态对疾病诊断有一定帮助，如强迫坐位常见于心肺功能不全的老年病人；慌张步态多见于帕金森病；醉酒步态常见于小脑疾病。

（五）皮肤与指甲

1. 皮　肤

评估老年人皮肤状况时应注意其颜色、温度、湿度，皮肤的完整性与特殊感觉，并注意有无癌前病变或癌变情况，如皮肤出现蜘蛛痣、黄疸多提示肝癌，紫癜提示白血病等。长期卧床者还应全面检查有无压疮发生。

2. 指　甲

老年人指甲常会变黄、变硬、变厚，灰指甲在足底部更明显。

（六）头面部

1. 头　发

随着年龄的增长，老年人头发逐渐变成灰白，发丝变细，稀疏，并有脱发。毛发变白先后顺序为头发—鼻毛—睫毛。

2. 眼睛及视力

主要表现为眼球内陷、眼睑下垂、瞳孔缩小、反应变慢、眼干、视力下降，易发生白内障、青光眼等。

3. 耳及听力

检查时可发现老年人耳郭增大，皮肤干燥，失去弹性，耳垢干燥。听力随着年龄增加逐渐下降，常有耳鸣。

4. 鼻　腔

鼻腔黏膜萎缩变薄，变得干燥，嗅觉减退。

5. 口　腔

口腔黏膜干燥苍白；味觉减低；牙齿缺失，常有义齿。应注意牙龈有无出血或肿胀、有无牙齿松动和断裂、有无经久不愈的黏膜白斑和癌变的体征等。

（七）颈　　部

老年人颈部与成年人相比无明显改变。老年人颈部强直，不仅见于脑膜受刺激，也可见于痴呆、脑血管病、颈椎病、颈部肌肉损伤和帕金森病人，应引起重视。

（八）胸　　部

1. 乳　房

随年龄的增长，女性乳房变得下垂或平坦，乳腺组织减少。如发现肿块，要怀疑为癌症病变。男性如有乳房发育，常常由体内激素改变或是药物的副作用所致。

2. 胸、肺部

老年人胸腔前后径增大，胸廓横径缩小，常呈桶状胸改变，胸腔扩张受限，呼吸音强度减弱。

3. 心前区

老年人因驼背或脊柱侧弯引起心脏下移，心音发生改变，可闻及异常的缩张期杂音。

（九）腹　　部

应评估腹部外形、有无压痛、肿块、肠鸣音等。肥胖常常会掩盖一些腹部体征，消瘦者因腹壁变薄松弛，腹膜炎时也不易产生腹壁紧张，而肠梗阻时则易出现腹部膨胀。由于肺扩张，膈肌下降致肋缘下可触及肝脏。听诊可闻及肠鸣音减弱。

（十）泌尿生殖器

老年人由于肌肉收缩功能下降，故易出现尿外溢、残尿增多、尿频、尿失禁、夜尿增多等症状。

老年女性由于体内雌激素水平下降，使外阴发生相应改变，表现为阴毛稀疏，呈灰色；阴唇皱褶增多，阴蒂变小；阴道变窄、干燥苍白，皱褶不明显；子宫颈变小，子宫及卵巢缩小。评估时应询问老年人停经时间，检查子宫、输卵管、卵巢及阴道分泌物情况。

老年男性因雄激素水平降低，常表现为阴毛变稀及变灰，阴茎、睾丸变小。随着年龄的增长，前列腺逐渐发生组织增生，出现排尿困难，故检查时应注意前列腺是否有炎症和增生。

（十一）脊柱与四肢

老年人因肌张力下降，导致颈部脊柱和头部前倾；椎间盘退行性改变使脊柱后凸。评估四肢时应检查各关节及其活动范围、浮肿和动脉搏动情况，注意有无疼痛、畸形、运动障碍。若下肢出现皮肤溃疡、足冷痛、坏疽以及脚趾循环不良等情况，常提示下肢动脉供血不足。

（十二）神经系统

评估时应检查老年人手足的细触觉、针刺觉、位置觉、各种深浅反射和各种精细作等。老年人随着年龄增长，神经的传导速度会变慢，对刺激反应时间延长，敏感性和精神活动能力均下降，表现为记忆力减退，易疲劳，注意力不易集中，反应变慢，动作不协调，生理睡眠缩短等改变。

四、自理功能状态的评估

自理功能状态是否完好在很大程度上影响着老年人生存质量。评估功能状态有助于了解老年人生活起居、判断功能缺失，并以此作为制订护理措施的依据。自理功能状态的评估内容和方法包括：

（一）基本日常生活能力（BADL）

基本日常生活能力不仅是评估老年人功能状态的指标，也是评估老年人是否需要补偿服务或评估老年人残疾率的指标。老年人最基本的自理能力，是老年人自我照顾和从事每天必需的日常生活的能力，包括衣食住行，如上厕所、进食、穿衣、梳洗、行走、洗澡、上下床活动等。

（二）功能（工具）性日常生活能力（IADL）

功能性日常生活能力是老年人进行自我护理活动的能力，如打电话、购物、备餐、做家务、洗衣、使用交通工具、服药、自理经济等。这一层次的功能提示老年人是否能独立生活并具备良好的日常生活功能。

（三）高级日常生活能力（AADL）

高级日常生活能力反映老年人的智能能动性和社会角色功能，如社交、娱乐活动、职业工作、社会活动等。若发现老年人有高级日常生活能力的下降，就需要做进一步的功能性评估，包括基本日常生活能力和功能（工具）性日常生活能力的评估。

（四）常用的评估方法

常见的评估方法有自述法和观察法。

（五）常用的评估工具

1. Katz 日常生活功能指数评价表

该表可用作自评或他评，以决定老年人各项功能完成的独立程度。也可用于测量评价慢性疾病的严重程度、治疗效果以及预测某些疾病的发展（见附录　量表1）。

2. 功能活动问卷（FAQ）

该问卷能更好地筛选和评价功能障碍不太严重的老年人，即早期或轻度痴呆病人（见附录　量表2）。

3. 改良 Barthel 指数评定表

主要用于检查老年人治疗前后独立生活活动能力的变化，体现老年人需要护理的程度，适用于患有神经、肌肉和骨骼疾病的长期住院的老年人（见附录　量表3）。

第三节　老年人心理健康评估

一、焦虑的评估

焦虑是个体感受到威胁时的一种紧张的、不愉快的情绪状态，表现为紧张、不安、急躁、失眠等，但无法说出具体明确的焦虑对象。常用的评估方法有以下两种。

（1）访谈与观察：通过询问、观察的方法来判断老年人有无焦虑症状。

（2）心理测验：常用心理测验量表来评估。常用评估焦虑量表有汉密顿焦虑量表（HAMA）和状态-特质焦虑问卷。汉密顿焦虑量表是一个广泛用于评定焦虑严重程度的他评量表（见附录　量表4），状态-特质焦虑问卷是自我问卷，能直观地反映焦虑病人的主观感受。

二、抑郁的评估

抑郁是个体失去某种其重视或追求的东西时产生的情绪状态，其特征是情绪低落，甚至出现失眠、悲哀、自责、行动受限等，严重者可出现自杀行为。常用的评估方法有：

（1）访谈与观察：通过询问、观察，综合判断老年人有无抑郁情绪存在。

（2）心理测验：汉密顿焦虑量表、流行病学调查用抑郁自评量表和老年抑郁量表是临床上应用简便且已被广泛接受的量表。

① 汉密顿抑郁量表（HAMD）是评定抑郁状态量应用最普遍的量表（见附录　量表5）。

② 流行病学调查用抑郁自评量表（CES-D）主要用于流行病学调查，以筛查出有抑郁症状的对象（见附录　量表6）。

③ 老年人抑郁量表（GDS）是专用于老年人的抑郁筛查表（见附录　量表7）。

三、认知的评估

认知是人们认识、理解、判断、推理事物的过程，通过行为和语言表现出来，反映了个体的思维能力。

1. 认知的评估内容

认知评估内容包括外观行为、语言、思考知觉、记忆力、注意力、高等认知能力等。

2. 常用的老年人认知功能评价量表

（1）简易智能量表（MMSE）：用于筛查有认知缺损的老人，适合于社区和人群调查。

（2）简易操作智力状态问卷（SPMSQ）：适用于评定老年人认知状态改变的前后比较（见附录　量表8）。

第四节　老年人社会健康评估

社会健康评估即对老年人的社会健康状况和社会功能进行评定。评估方法有交谈、观察、量表评定，如进行环境评估，应进行实地观察和抽样检查。具体评估内容包括角色功能、所处环境、家庭状况等方面。

一、角色功能评估

角色功能是指从事正常角色活动的能力，包括正式的工作、社会活动、家务活动等，老年人由于老化及某些功能的退化而使这种能力下降。对老年人角色功能的评估，目的是明确被评估老年人对角色的感知、对承担的角色是否满意、有无角色适应不良，以免角色功能障碍给老年人带来不良影响。老年人角色功能的评估主要通过交谈、观察两种方法收集资料。其评估内容包括：

1. 角色的承担

（1）一般角色：通过了解老年人过去的职业、离退休年龄和现在有无工作等，以确定老年人对目前的角色是否适应。

（2）家庭角色：老年人离开工作岗位后，家庭成了主要的生活场所，由于第三代人的出现，增加了老年人的家庭角色；或因丧偶而失去一些角色。评估时要持非评判和尊重事实的态度，来询问老年人过去以及现在的情况。

（3）社会角色：社会、政治、经济地位的变化所带来的角色改变。评估时通过收集老年人每日活动的资料，对其社会关系形态进行评价。若被评估者对每日活动不能明确表述，则提示其社会角色可能缺失或不能融合到社会活动中去。

2. 角色的认知

主要了解老年人对自己角色的感知和他人对其所承担的角色的期望是否认同等。

3. 角色的适应

让老年人描述对自己承担的角色是否满意、有无角色适应不良的身心行为反应，如头痛、头晕、疲乏、睡眠障碍、焦虑等。

二、环境评估

老年人的健康依赖于健康的生存环境，通过对环境进行评估，可以更好地去除妨碍生活行为的因素，从而提高和促进老年人的生活质量。环境评估内容包括物理环境的评估和社会环境的评估。

1. 物理环境评估

物理环境是指一切存在于机体外环境的物理因素，包括空间、声音、温度、湿度、通风、采光、室内装饰和各种与安全有关的因素等等。其中老年人居家安全环境因素（见附录 量表9）是评估的重点。

2. 社会环境评估

社会环境的评估包括经济、生活方式、社会关系与社会支持的评估。评估时可通过适当的询问了解其经济状况；通过与被评估者或其亲友交谈或直接观察了解其生活习惯以及不良的生活方式对老年人带来的影响；了解家庭关系是否稳定，与邻里、同事的关系等；社会支持的评估一般采用社会支持问卷（SSQ）进行（见附录 量表10）。

三、家庭功能的评估

家庭功能的健全与否将直接关系到每个家庭成员的身心健康和疾病的预防,是家庭评估中最重要的内容。常用的评估方法有观察与交谈、量表评定。

① 观察与交谈:通过交谈或直接观察来了解老年人的居住条件、衣着、饮食、家庭气氛、家庭成员对老年人的照顾情况等。

② 量表评定:通过评估量表来了解家庭基本资料、结构类型、家庭人员关系等。常用的家庭功能评估量表有 APGAR 家庭功能评估表(见附录 量表 11)以及 Procidano 和 Heller 家庭支持量表(见附录 量表 12)

第五章　老年人的日常生活护理

老年人在身体健康时往往对日常生活不予重视，当日常生活某方面出现问题时常表现为病急乱投医，严重影响了老年人的生活质量。因此，指导和鼓励老年人建立良好的生活方式和行为习惯，保持合理的膳食结构，进行适当的健身活动，科学指导其日常生活，可以有效预防老年病的发生，减少并发症，使老年人在健康状态下过独立、高质量、方便的生活，促进老年人身心健康。

第一节　老年人的居家环境安全护理

人的一生中有 2/3 以上时间是在室内度过的，尤其是老年人在居室内生活的时间更多。由于老年人身体各个方面的功能随着年龄的增大而逐渐衰退，对周围环境信息的接受和判断能力下降，故而意外事故的发生率远高于成年人。据国外数据统计，高龄者的事故中有 90%是与居住环境有关的跌倒、跌伤、坠落等，其中厕所内发生事件的比例最大。因此，老年人应在方便、安全、舒适、无障碍的环境中居住。

一、老年居住环境基本要求

（一）居室内空间布局

1. 地　面

尽量在居室中不设台阶、不安装不平整地板和光滑地砖等，以防老年人跌倒。

2. 过　　道

过道上尽量不设门槛，门要宽一些，同时设有便于轮椅出入的通道，便于安全出入。

3. 卧　　室

卧室尽量靠近卫生间和浴室，以方便直接出入，并且应安装夜间照明设施。

4. 卫生间

卫生间应设在卧室附近，地面不要有台阶，周围设扶手以防跌倒。夜间应有灯便于看清便器的位置，使用轮椅的老年人应将厕所改成适合其个体需要的样式。门最好为外开式，以保证发生意外时其他人员能及时入内急救。

5. 浴　　室

浴室周围应设有扶手，地面铺以防滑地砖，设有排风装置，浴室门最好为外开式，以保证发生意外时其他人员能及时入内。沐浴时浴室温度应保持在 24～26 ℃，并应安装夜间照明或地灯。

6. 厨　　房

厨房地面应注意防滑，水池与操作台的高度应适合老年人的身高，煤气开关按钮应标志醒目便于操作。

（二）居室内家具布局

家具摆设应整洁美观，布置得体，色彩协调，不应有影响老年人活动的障碍物或杂物，以防止老年人绊倒。室内的陈设应尽量简洁，一般有床、柜、桌、椅即可，且家具的转角处应尽量要用弧形，以防碰伤。

二、老年居室环境布置

（一）房　　间

老年人的房间要求干净，地面平坦、干燥，阳光充足，空气流通。房间位置最好选择朝向南或东南，门窗墙壁隔音效果要好，并且应有窗帘，老年人经常活动的区域如走廊、楼梯边缘应有固定的扶手，以方便老年人安全出入。房间应设有卫生间，以方便老年人使用。房间内要设有呼叫器或按铃，房间设备应简单、实用，日常生活用品及炊具之类的物品最好不要放在老年人经常经过的地方，以防绊倒。

（二）床

老年人的床除了要保证舒适和清洁外，还要牢固、稳定。床应避免摆放在正向窗户或有过堂风的位置，最好依墙而放，以防坠床。床要高矮适中、宽敞、结实，其高度应以坐在床上足底能完全着地，膝关节与床成 90° 最为理想，便于老人上下床安全及活动。若空间许可，床应该越大越好，单人床宽度至少需要 100 cm，可能的话 120 cm。床垫的软硬要适中，过软易引起腰痛，过硬易导致身体受压。被褥要柔软舒适，透气性好，以棉织品为佳。床单清洁、平整无皱褶。枕头要舒适，软硬要适度，高低要合适，一般以 7~8 cm 为宜，也可根据个人习惯而定，但有颈椎病的老年人枕头不宜过高。床上方应设有床头灯和呼唤铃，床的两边均应有活动的护栏。

（三）家具和装饰

家具和装饰要充分满足老年人起居方便的要求，力求美观，色彩以偏暖色调为宜。室内、走廊和院内应尽可能种一些花草、树木。房间的装饰、摆设要依老年人的喜好安排。装饰品宜少不宜多，可采用直线、平行线的布置法，力求整体统一。

三、老年居室环境调控

（一）光　线

老年人居室应保证阳光充足，分布均匀，按我国卫生标准，冬季室内日照时间至有 3 小时。夜晚或白昼自然光线不足时，须采用人工光源进行照明。老年人经常走动的地方，如室内、走廊、卫生间、楼梯、阳台等处，均要有照明设备，并适当提高照明的亮度，开关应放在老年人易触及的地方。老年人床头灯最好为光线可调节型，以方便夜间使用。居室内应保持定时通风。

（二）温度和湿度

适宜的室内温度和湿度有利于老年人休息，减少消耗，利于散热，并可降低肾脏负担，因此，要注意室内温度、湿度的调节，一般老年人房间的温度冬季应以 18~22 ℃为宜，夏季以 22~25 ℃为宜，室内温度与室外温度相差不应超过 5~7 ℃，并根据气温变化采取保暖或防暑措施。房间湿度保持在 50%~60%，室内湿度高于室外时，可打开门窗使空气流通，过低则可放置一盛满水的脸盆等，冬天可通过空调、加湿器及空气调节器进行湿度调节。

（三）整　洁

老年人的居室内应保持整洁。物品应放置整齐，同时要便于老年人的取用。每天清扫室内卫生时要用潮湿法，不要用毛掸清扫，以免灰尘飞扬。应经常用清洁的湿拖布擦拭地面，桌椅及其他家具用清洁的湿抹布擦拭，抹布要经常清洗，用后洗净晾干。

老年人床铺应保持清洁、干燥、平整、柔软、舒适，要每周定期更换清洁的被单，被褥应经常晾晒。晾晒时应放在阳光充足的地方，被褥要摊开，每隔 2 小时翻动一次。每次至少晒 6 个小时，可起到消毒的作用。

老年人房间要经常通风换气，保持室内空气的清新，冬季每日至少开窗通风 2~3 次，每次不少于 30 分钟，夏季要常开窗，通风时要注意老年人的保暖，避免对流风。

（四）安　静

老年人的居室内应尽量避免噪声。老长时间处于 90 分贝以上的噪声环境中，可导致头痛、头晕、耳鸣、失眠、血压升高等症状。为消除或减轻噪声干扰，对来自居室以外的噪声，可以用窗帘遮挡等措施。同时，不要把冰箱放入卧室内，排烟罩和洗衣机等要定时维修以减轻噪声。

第二节　老年人的饮食护理

科学的饮食与营养是维持生命活动的基本需要，也是促进、维持和恢复健康的基本手段。合理的饮食可以辅助治疗或者预防疾病，而不合理的饮食可以使疾病恶化或者出现其他的健康问题。老年人由于器官老化，功能衰退，对各种营养素的需要与其他人群常有所不同。

一、老年饮食需求特点

1. 热 量

老年人对能量的需求量随年龄增加而逐渐减少，60 岁以后，热量的提供应较年轻时期减少 20%，70 岁以后要减少 30%。老年人热量摄入应与其消耗量保持平衡，并以维持接近标准体重为宜。因此，老年人的饮食中所含营养素应种类齐全，数量适宜，比例适当。

2. 糖类碳水化合物

碳水化合物主要供给人体热量，也是脑能量的主要来源，帮助人体更好地利用蛋白质、辅助脂肪氧化，协助肝解毒，还有利于铁的吸收。由于老年人对糖的耐受能力下降，体内胰岛素对血糖的调节作用减弱，因此，糖的供给应根据老年人具体情况进行调整，一般碳水化合物供给能量应占总热能的 55% ~ 65%，每天应至少摄入 50 ~ 100 g 可消化的碳水化合物。老年人摄入的糖类应以多糖为好，如谷类、薯片等。过多摄入单糖、双糖如砂糖、红糖等，可诱发糖尿病和心血管疾病。

3. 蛋白质

蛋白质是机体构成新组织不可缺少的重要营养物质，同时也可供应人体所需部分能量。由于老年人的体内代谢以分解为主，对蛋白质的吸收、利用率降低，食入过多蛋白质时会加重消化系统和肾脏负担，故老年人需摄入较为丰富和优质的蛋白质，其每天的摄入量应为 1 ~ 1.5 g/kg，占总热量的 15% ~ 20%，优质蛋白要占总蛋白摄入量的 50% 以上。但对于肾功能不全的老年人，豆类蛋白质的摄入量应控制在蛋白质摄入总量的 1/3 以下。

4. 脂 肪

脂肪在人体内的主要功能是贮存和供给能量。老年人胆汁酸分泌减少，脂酶活性降低，过多摄入脂肪不利于心血管、消化系统。总的原则是：脂肪供给能量不超过总热能 20%~30%，尽量选用含不饱和脂肪酸较多的植物油，减少膳食中饱和脂肪酸和胆固醇的摄入，尽量避免食用猪油、肥肉等动物性脂肪，多吃豆油、菜油、花生油等。

5. 矿物质

矿物质主要包括钙、铁、钠、钾、锌、硒、碘等，过量或缺乏时都会影响到人体的生存及健康。我国营养学会推荐 60 岁以上老人钙的摄入量为每天 800 mg。国内规定成人铁的供给量为每天 12 mg，食盐摄入量应为每天 6~8 g，高血压、冠心病病人食盐摄入量应控制在每天 5 g 以下。

6. 维生素

维生素在维持人体健康、调节生理功能、延缓衰老中起着极其重要作用。富含维生素 A、B_1、B_2、C、D、E 和叶酸的饮食，可增强机体抵抗力。蔬菜、水果和薯类等可增加维生素的摄入，每天食用 5 种蔬菜以及 500 g 薯类、100 g 水果，既能满足老年人对多种维生素和膳食纤维的需要，又对老年人有较好的通便作用。为保证老年人维生素的摄入量，宜选择鲜嫩的蔬菜水果，且在食物制作过程中一定要注意烹调方法，以免造成维生素的过多损失。

7. 膳食纤维

膳食纤维主要存在于谷、薯、豆、蔬果类等食物中，有帮助通便、吸附由细菌分解胆酸等而生成的致癌物质、促进胆固醇代谢、防止心血管疾病、降低餐后血糖和防止热能摄入过多等重要作用。老年人的摄入量以每天 30 g 为宜。

8. 水

水是生命之源，是构成机体主要成分，占体重的 50%~60%。随着年龄的增长，人体的含水量会逐渐减少，应及时补充。水摄入过少时容易发生口渴、尿少、便秘、血液黏稠、消化液分泌减少，严重时还可发生电解质失衡、脱水等；若摄入过多则会增加心、肾功能的负担。因此，60 岁以上的老年人每日饮水量一般以 1 500 mL 左右为宜，分次缓慢饮用，避免一次大量饮水。饮食中可适当增加汤羹类食物，既补充营养，又可补充水分。随着年龄的增长，老年人体对口渴反应较为迟钝，所以老年人不应口渴时才喝水，而应养成定时喝水的好习惯。

二、老年饮食原则

1. 平衡膳食

老年人食物的选择应适合老年人的特点，种类要多样化，应保持营养的平衡，适当限制热量的摄入，注意"四个搭配"：荤素搭配，以素为主；粗细搭配，多吃粗粮；干稀搭配，混合食用；生熟搭配，适量生食。做到"三高、一低、四少"：高蛋白、高维生素、高纤维素；低脂肪；少糖、少盐、少油和少辛辣。并摄入适量富含钙、铁的食物。

2. 饮食易于消化吸收

老年人的饮食，食物加工应细、软、松，便于咀嚼消化；少吃油炸、油腻、过黏的食物。

3. 食物温度适宜

老年人消化道对食物的温度较为敏感，饮食宜温偏热，不宜过烫。两餐之间或入睡前可加用热饮料，以解除疲劳，增加身体温暖感。

4. 摄入食物应保持"三个"平衡

（1）能量平衡：摄入量与消耗量平衡。

（2）三大营养素平衡：碳水化合物占总热量 55～65%，脂肪占总热量 20～30%，蛋白质占总热量 15～20%。

（3）各餐分配平衡：老年人应少量多餐，忌暴饮暴食。每天食物总量三餐比例分别为：30%、40%、30%。四餐比例分别为：30%、30%、30%、10%；六餐比例分别为：三次主餐比例分别为 20%、30%、20%，三次加餐比例分别为 10%、10%、10%。

三、老年饮食宜与忌

1. 宜淡忌咸

长期高盐饮食可导致高血压，使脑卒中的发生率明显增加，并损伤胃黏膜，导致胃炎、胃溃疡等疾病。

2. 宜多粥，忌干硬食物

老年人由于咀嚼功能和消化功能均下降，应以粥等软食为主，少吃干硬食品。

3. 宜少量多餐，忌暴饮暴食

暴饮暴食可将胃肠道对食物消化吸收的节律打乱，且会增加心脑血管疾病的罹患率，而少量多餐则有利于降低胆固醇和血糖，利于葡萄糖对脑的供能。

4. 宜慢忌快

细嚼慢咽不仅有助于食物与唾液充分混合，利于食物的消化与吸收，且能缓解紧张、焦虑等不良心情，让人心情愉悦。

5. 宜蜜忌糖

老年人由于消化功能减弱，吃糖过多易引起肠胀气，影响食物消化吸收。蜂蜜中碳水化合物含量低于其他糖类，易于吸收，少量食用还可以增强机体免疫力，预防便秘等老年性疾病的发生。故喜甜食的老年人可以用适量蜂蜜代糖食用。

6. 宜专心，忌交谈

老年人的口腔、咽、喉、食管因发生退行性变，咽及食管的蠕动能力减弱，容易引起误吸。若边进食边交谈则容易使食物误入气管，引起呛咳、吸入性肺炎，甚至窒息。因此老年人进食时应专心，不宜交谈。

7. 宜温，忌过热过冷

饮食过热易烫伤黏膜引起感染，过冷会刺激胃肠道平滑肌收缩，引起腹痛腹泻等症状。因此，老年人尽量少吃或不吃过热、过冷食品，应以温食为主。

8. 宜多蔬菜水果，少油荤

蔬菜与水果是维生素、矿物质的良好来源，具有抗氧化、保护免疫器官等作用。而食用过多的脂类食物易引起老年人动脉硬化、高血压、冠心病以及糖尿病等的发生。因此，老年人宜多吃蔬菜水果，少吃油荤类食品。

9. 宜蒸煮，忌油炸

食物经过油炸后，水、蛋白质含量降低，脂质含量增加，还能形成丙烯酰胺等有害物质，甚至能形成致癌物，对机体产生损害。而蒸煮食品较为清淡，避免了烧烤炸所生成的致癌物，保证了食品安全；且蒸煮食品中的淀粉类糖充分裂解，有利于人体吸收。

四、中国老年人平衡膳食宝塔（2010版）

中国老年人平衡膳食宝塔（见图5-1）共分五层：

（1）谷类等食物位居底层，每人每天应吃200～350克。

（2）蔬菜和水果占据第二层，每天应吃400～500克和200～400克。

（3）鱼、禽、肉、蛋等动物性食物位于第三层，每天应吃畜肉类50克，鱼虾及禽肉类50～100克，蛋类25～50克。

（4）奶类和豆类食物合占第四层，每天应吃奶类及奶制品300克，大豆类及坚果30～50克。

（5）第五层是油脂类及盐，油每天不超过25克，食盐不超过5克。

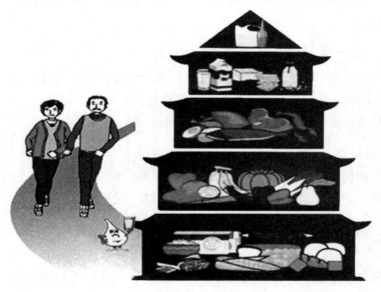

油　20~25克
盐　　5克

奶类及奶制品
300克
大豆类及坚果
30~50克

畜肉类
50克
鱼虾、禽类
50~100克
蛋类
25~50克

蔬菜类
400~500克
水果类
200~400克

谷类薯类及杂豆
200~350克

水　1 200毫升

图 5-1　中国老年人平衡膳食宝塔

五、老年饮食指导技巧

（一）老年饮食管理中的常见问题

老年人饮食管理中的常见问题主要有：① 摄入热量过多，主食多，油脂和蛋白质过剩，饮酒等；② 糖类、蛋白质、脂肪三大营养摄入不平衡；③ 早餐单调或不吃，中餐对付，晚餐丰富；④ 主食过少或不吃；⑤ 蔬菜品种单一，摄入不足；⑥ 用水果代替蔬菜，摄入过量；⑦ 食物品种单一；⑧ 烹饪方法不合理；⑨ 进食快；⑩ 喜肉食、油炸食品和甜食。

（二）老年防止能量摄入过剩的要点

（1）有规律的一日三餐，早餐吃好，午餐吃饱，晚餐吃少；

（2）进食量以七八分饱为宜；

（3）进食顺序为先喝汤，再吃蔬菜、主食，最后吃肉；

（4）不偏食挑食，不吃消夜，少吃零食；

（5）少吃热量高的食物；

（6）进食时要细嚼慢咽；

（7）避免过量饮酒，白酒不超过 50 mL，葡萄酒不超过 150 mL，啤酒不超过 250 mL。饮酒以一种酒为宜，不可多种酒混饮。

（三）少盐技巧

1. 盐摄入过量的危害

盐摄入过量使人易罹患高血压，加重心脏负担，加重糖尿病。盐摄入过多时肾小管钠离子与钙离子相竞争，使钙的排出增加而伤骨；钠过时影响呼吸道细胞活性易患感冒，对胃黏膜造成损害，可引起胃炎。因此盐的摄入量一定要控制。

2. 少盐技巧

（1）改变放盐时间，炒菜起锅时放盐，用盐可减少 1/3 ~ 2/3；

（2）用限盐勺；

（3）用其他调味品代替盐；

（4）少吃高盐食品，如火腿肠、酱油、咸菜等。

（四）控制脂肪摄入量的方法

1. 油

以植物油为主，少动物油；炒菜用勺取油；多吃卤、煮、拌菜；用不粘锅、微波炉烹饪食物等，用少许水代替油。每天油脂的摄入量控制在总能量摄入的 20%～30%。

2. 肉　类

有研究认为，"4 条腿"（猪、牛、羊）不如"2 条腿"（鸡、鸭），"2 条腿"不如鱼、虾（但软体类水产如鱿鱼、墨鱼等不宜多食）。禽肉最好去皮食用，肉类每天摄入量在 100 g～150 g。

3. 坚　果

坚果类可适量食用，不宜过量，不宜在晚上食用，因油脂较多不易消化。

4. 牛　奶

牛奶宜在睡前喝，此时饮用牛奶既可改变机体钙入不敷出的状态，又不必动用骨骼中的钙；既可维持血钙平衡，骨骼也不会脱钙，有利于防止骨质疏松和骨折。

（五）其　他

主食要粗细搭配，粗粮每日不少于 150 g；蛋白质以优质蛋白为主，每日饮用奶或豆浆，鸡蛋应隔日一个；糖尿病患者水果要限量、限时、限品种，时间选在两餐之间，可选品种为苹果、梨、橘子、猕猴桃等。

六、老年饮食护理

1. 一般护理

进餐时室内空气要新鲜，老年人进餐时最好取坐位。要鼓励老年人自己进餐，餐前可少量饮水以湿润口腔。进餐前摆好桌布和饭菜，围好餐巾，介绍食品，以增加老年人进餐的舒适感和食欲。争取和家人一同进餐。

2. 特殊护理

对轻度功能障碍的老年人，可通过用自制餐具来维持老年人自己进餐的能力；对卧病在床的老年人要根据其病情采取相应措施帮助进餐；不能进餐的老年人，必要时照顾者可协助喂饭，并注意尊重其生活习惯，掌握适当的速度；对于视力障碍的老年人，首先要向老年人说明餐桌上的食物的种类和位置，并帮助其用手触摸以便确认；热汤、茶水等易引起烫伤的食物要提醒注意，鱼刺等要剔除干净以保证安全。吞咽能力低下，尤其是卧病在床的老年人，进餐时易引起误咽，应采取坐位或半坐位较为安全，偏瘫的老年人可采取健侧卧位。

第三节　老年人的休息与运动护理

老年运动保健是建立在人体运动保健学基础上的新兴学科，是运动保健学研究的内容之一。老年运动保健和老年医疗体育已作为预防医学、运动医学和康复医学的重要组成部分。现代医学已把体育锻炼作为老年人防病抗老的重要手段，老年运动保健已经成为当今老年人改善生理功能，推迟衰老和增进健康的重要途径。

一、休息与睡眠

（一）老年人休息的特点

休息是指一段时间内相对地减少活动，使身体各部分放松，处于良好的心理状态，以恢复精力和体力的过程。变换活动方式也是一种休息。

因为老年人的身体功能衰退，活动后容易受累，因此老年人相对需要较多的休息，并注意休息质量，有效的休息应满足三个基本条件：充足的睡眠、心理的放松、生理的适应。老年人在改变体位时，要注意预防体位性低血压或跌倒等意外的发生，如早上醒来时，不应立即起床，而应在床上休息片刻，伸展肢体，再准备起床。看书和看电视是一种休息，但不宜时间过长，应适时举目远眺或闭目养神来调节一下视力。看电视不应过近，避免光线的刺激引起眼睛的疲劳，看电视的角度也要合适，不宜过低或过高。

（二）老年人睡眠的特点

随着年龄的增长，老年人的正常睡眠与青壮年时不同，由于老年人的生理节律改变，老年人在睡眠和觉醒方式上，总体是早睡早起，早起之后往往不能再次入睡。老年人入睡潜伏期长，入睡前的觉醒期有所延长（10～25分钟），70岁左右的老人每晚需要睡觉的时间一般比年轻人少30～60分钟，睡眠中的醒来次数增加（超过5次），睡眠程度浅、容易唤醒，睡眠效率下降。老年人的睡眠时间少，每天约6小时左右，有的甚至更少，白天易打瞌睡。

许多因素可影响睡眠质量甚至导致失眠，如疾病的疼痛、呼吸困难、情绪变化、更换环境、夜尿频繁等，继而影响机体的活动状况。

二、运　动

（一）老年人运动的健康效益

老年人坚持长期适量运动，对改善躯体的新陈代谢，增加食欲，提高免疫力，平衡精神和心理状态，改善记忆力，延缓衰老等都大有益处，特别是对高血压、糖尿病等慢性疾病的预防、治疗，改善神经系统功能等更有明显的好处。

1. 运动系统

适量运动能延缓骨质疏松和关节退行性变。

2. 心血管系统

适量运动能提高全身所有脏器的血液供应，促进新陈代谢，减少心血管的脂质沉积，避免动脉硬化。

3. 呼吸系统

适量运动能使呼吸肌发达，肺泡弹性增强，肺活量增加，从而改善呼吸系统的功能。

4. 消化系统

适量运动可能增强胃肠消化功能，提高食欲，加速肠道食物运送，减少肠黏膜与致癌物质的接触，减少便秘的发生。

5. 神经系统

适量运动能使大脑的血液循环增强，供氧增加，提高体力和脑力的协调互补作用。

6. 内分泌系统

适量运动可改善糖耐量，增强胰岛素活性，提高胰岛素功能，降低血糖，还可促进脂肪代谢，提高肌肉蛋白酶的活性，加速脂肪分解，调节脂质代谢。

（二）老年人运动需遵循的原则

老年人保持健康离不开适量运动，但运动不当往往会造成躯体的损伤。因此，老年人要注意选择适合自己的运动方式，遵循"因人而异、量力而行、循序渐进、持之以恒"的原则。

（三）老年人运动的强度

老年人的运动强度应根据个人的能力及身体状态来选择。观察运动强度是否适合的方法有：

1. 心率判断法

运动后的心率达到最适宜心率为佳。运动后最适宜心率（次/分）=170-年龄，身体健壮者则可用运动后最适宜心率（次/分）=180-年龄。

2. 自我感觉综合判断法

（1）运动量适宜：运动后达到最适宜心率，3~5分钟内恢复之前心率。运动时全身热感，运动后微汗，轻松愉快，食欲睡眠好，虽然稍感疲乏、肌肉酸痛，但休息后可以消失。

（2）运动量过小：运动后3分钟内恢复运动前心率。运动时全身无热感，无汗。

（3）运动量过大：运动后10分钟以上才恢复之前心率。运动后头晕眼花，胸闷、气喘，非常疲劳、倦怠，次日感到周身乏力。

（四）适宜老年人的运动项目

老年人可根据自身躯体状况和爱好选择安全有效的运动项目，如散步、慢跑、游泳、跳舞、做健身操、骑自行车、打太极拳以及一些小球类运动项目等。散步时步行速度以每小时 3～4 千米，每分钟 60～90 步为宜。慢跑和游泳在身体允许的情况下，可增强心肺功能，延缓肌肉萎缩；跳舞会带来轻松愉快的感觉；做健身操、骑自行车、打太极拳以及参加球类运动等，使人心胸开阔，可减轻老年人的孤独和寂寞。

（五）老年人运动的注意事项

（1）正确选择适当的、感兴趣的运动项目。

（2）循序渐进，持之以恒，先从不太费力的运动开始，逐渐增加运动的量、时间、频率。

（3）运动时间：每天 1～2 次，清晨、上午、下午、黄昏或晚上均可，但以下午、黄昏为最宜。晨练要等天亮或者太阳出来，气温升高，云开雾散，污染物飘散后。每次运动时间开始以 10 分钟左右为宜，以后按照 5～10 分钟的递增量，循序渐进地达到 1 小时左右。如在饭前锻炼，锻炼后至少休息 30 分钟才能用餐；饭后则不宜立即运动，至少饭后 1.5 小时才可锻炼。

（4）运动场地：尽可能选择空气新鲜、安静清幽的公园、庭院、湖滨等地，注意气候变化，夏季户外运动要防止中暑，冬季则要防止跌倒和感冒。

（5）运动期间要注意时间和强度，切勿过度运动，运动后不能立即洗澡，更不能立即洗冷水澡。

（6）其他：体弱或患病老人，应根据医嘱进行适当的运动。患有急性疾病，出现心绞痛或呼吸困难，精神受刺激，情绪激动或悲伤之时应暂停锻炼。患有慢性病的老年人要结伴或有人陪伴进行锻炼，并随身携带急救药。

①瘫痪老年人：借助助行器等辅助器具进行训练。辅助器具选择的原则是：两上肢肌力差、不能充分支撑体重时，应选用腋窝支持型步行器；上肢肌力较差、提起步行器有困难者，可选用前方有轮型步行器。

②为治疗而采取制动状态的老年人：在不影响治疗的同时，尽可能地做肢体的被动运动或按摩等，尽量避免肌力下降、肌肉萎缩等发生。

③不愿活动甚至害怕活动的老年人：要耐心向其说明活动的重要性以及对疾病的影响，鼓励一起参与活动计划的制定，尽量提高其满意度而愿意自己去做。

④痴呆老年人：对痴呆老年人应促进其活动能力，增加他们与社会的

接触机会，可延缓病情的发展。

（六）老年运动损伤的预防

运动能强身健体，但是老年人由于各个器官的衰退，易发生运动损伤。老年人运动时应注意以下几点以预防损伤：

（1）选择空旷、平整的运动场所，避免因场地凹凸不平导致的损伤。

（2）根据自己的身体状况选择合适的运动方式，循序渐进，不宜选择过于剧烈的运动。

（3）选择便于运动的服装、鞋袜，并注意保暖。

（4）运动前应该做好充分的预热活动，一般 10 分钟即可，让各关节放松。

（5）运动结束后做整理运动，放松肌肉。

（6）运动时要专心，不宜东张西望。

（7）一旦发生损伤，不可轻视，最好请专业人员协助或及时就医。

第六章　老年人安全用药指导

随着年龄的增长，老年人记忆力减退，对药物的治疗目的、服药时间和方法常不能正确理解，从而可能影响了用药的安全和疗效。由于老年人常有多种慢性疾病共存，往往同时服用多种药，服药依从性逐渐减弱，且用药时长，药物相互作用复杂，容易产生药品不良反应，因此，指导老年人正确安全地用药，已成为护理人员的一项重要任务。

第一节　老年人药物代谢特点

老年人由于重要器官功能逐渐减退，常常患有多种疾病，且大多数为慢性病，因而用药品种往往较多，药物之间相互作用关系复杂，使老年人用药表现出了较为复杂的特点。

一、老年药物代谢动力学方面的特点

老年药物代谢动力学简称老年药动学，是研究药物在老年人体内的吸收、分布、代谢和排泄过程及药物浓度随时间变化规律的科学。

老年药动学的特点为：绝大多数口服药物的被动转运吸收不变，主动转运吸收药物吸收减少，药物代谢能力减弱，药物排泄功能降低，药物消除半衰期延长，血药浓度增高。

（一）药物的吸收

影响老年人胃肠道药物吸收的因素如下：

1. 胃液 pH 升高

老年人因胃黏膜萎缩，胃壁细胞功能下降，胃酸分泌减少，胃液 pH 升高，对药物的解离和溶解产生明显影响，影响药物的吸收。

2. 胃排空减慢

老年人由于胃排空速度减慢，延迟药物到达小肠的时间，使药物吸收延缓，特别对在小肠远端吸收的药物有较大影响。

3. 肠蠕动减慢

老年人因肠蠕动减慢，药物与肠道表面接触的时间延长，使药物的吸收增加。

4. 胃肠道和肝血流量减少

老年人胃肠道血流量减少，药物的吸收减慢，肝血流量随着年龄的增长而减少，首关效应减弱，药物血药浓度升高。

（二）药物的分布

影响药物在体内分布的主要因素有：药物与血浆蛋白结合的量、药物与组织的亲和力、组织血液灌注量等。

1. 药物与血浆蛋白结合的量

老年人血浆蛋白浓度下降，使结合型药物减少，非结合型药物增多。同样的血药浓度下，药物效应增强，毒副反应增大。

2. 药物与组织的亲和力

老年期细胞内液减少，使机体总水量减少，故水溶性药物如吗啡等分布容积减小，血药浓度增加。老年人脂肪组织增加，非脂肪组织逐渐减少，所以脂溶性药物如地西泮、利多卡因等在老年人组织中分布容积增大，药物作用持续较久，半衰期延长，易导致蓄积中毒。

3. 组织血液灌注量

老年人心排血量较中青年人低，血流灌注不足，肝与肾血流量均有所减少，肝血流量减少可使某些药物代谢清除减少，直接影响药物到达组织器官的浓度。此外老年人血管粥样斑块形成、弹性降低、管腔狭窄，也会影响药物的分布。

（三）药物的代谢

肝脏是许多药物通过代谢，降解失活和消除毒性的器官。老年人肝血流量和肝细胞量比成年人降低 40%～65%，肝脏微粒体酶系统的活性也随之下降，肝脏代谢速度只有年轻人的 65%，药物代谢减慢，半衰期延长，易造成某些主要经肝脏代谢的药物蓄积。因此，老年人在应用主要经肝脏代谢的药物时，应减少剂量，用药间隔时间也应延长。有肝病的老年人用药时应根据肝功能调整药物剂量和给药间隔时间。

（四）药物的排泄

肾脏是大多数药物排泄的重要器官。随着年龄的增高，老年人的肾单位逐渐减少，肾脏重量也减轻 10%～20%，肾血流量减少（65 岁老年人的肾血流量仅为年轻人的 40%～50%），肾小球滤过率降低，肾小管的主动分泌和重吸收功能降低，使主要由肾排出体外的药物蓄积，表现为药物排泄时间延长，清除率降低，半衰期延长。

二、老年人药物效应动力学特点

药物效应动力学简称药效学，是研究药物对机体的作用及作用机制的科学。老年人药效学特点是指机体效应器官对药物的反应随年龄增长而发生的改变。老年人药效学特点表现为以下几点：

1. 对大多数药物的敏感性增高、作用增强

老年人高级神经功能减退，脑细胞数量、脑血流量和脑代谢均降低，因此对中枢神经系统药物敏感性增高，包括镇静催眠药、镇痛药、抗抑郁药等，特别是在缺氧或发热时更为明显。老年人用该类药物一般应从小剂量开始，根据耐受性及效果逐渐调整至治疗剂量。一些药物易诱发老年人产生中枢神经系统不良反应，如喹诺酮类、利尿剂等，使用时应谨慎。

老年人因生理病理因素导致血压调节功能变差，易发生体位性低血压，一些血管扩张剂、α 受体阻滞剂、抗抑郁药等更可能诱发或加重体位性高

血压，在使用这类药物时应告知老年人体位变化时需缓慢，防止跌倒、骨折等。

老年人常因患有多种慢性疾病，需同时服用多种药物，很多药物会增强华法林的抗凝效果，如阿斯匹林、胺碘酮、他汀类药物、抗抑郁药、广谱抗生素、银杏叶提取物等，以上药物会使老年人对华法林和肝素的作用比年轻人敏感，易发生出血并发症。

2. 对少数药物的敏感性降低，药物耐受性下降

老年人对 β 受体激动剂及阻滞剂的敏感性均减弱。老年人同等剂量的异丙肾上腺素加速心率的反应比年轻人弱，普萘洛尔等减慢心率的作用也钝化。

3. 用药依从性降低，药物不良反应发生率增加

老年人用药依从性较差主要与独居生活、记忆力减退、文化程度相对较低、对药物了解不够、忽视按医嘱服药的重要性等有关，药物疗程长短、服药种类、用药次数及患者的精神状态等也会影响依从性。用药依从性差会导致药物疗效降低、病情进展，而过量服药则可能导致不良反应的发生。

三、影响老年药物疗效的因素

1. 生理因素

老年人的生理功能和代偿适应能力逐渐减退，肝药酶活性降低，对药物的代谢和排泄功能降低，对药物的耐受性较差，有些药物的代谢老年人比青年人慢，半衰期延长。因此，相同剂量的药物，老年人血中的浓度相对偏高，如洋地黄类药物，老年人只需年轻人 1/4～1/2 量即可获得相同的治疗效果，同等剂量的镇静催眠药老年人较年轻人易出现不良反应，所以老年人用药必须谨慎。

2. 病理因素

老年慢性疾病常常引起低蛋白血症，可使某些药物的游离型药物增多，作用加强或不良反应增多。如肝功能障碍可使药物消除减少，半衰期延长；严重肝功能不全者应用洋地黄类药物时易出现中毒症状；肾功能不全时，

经肾脏排泄的药物排出减慢，易产生不良反应；肺换气功能障碍的老年人，使用常用量的吗啡可引起严重的呼吸性酸中毒；心衰时药物在胃肠道的吸收减少，消除速率减慢，血药浓度相对升高，易引起不良反应等。

3. 精神因素

精神因素包括精神状态和心理活动两个方面。老年人的情绪、对医疗的信赖程度以及对治疗是否配合等对药物的疗效往往有很大的影响。老年人若能以豁达乐观的态度对待疾病，在一定程度上可提高药物的治疗作用，反之则会降低药物疗效，严重者甚至可引起机体抵抗力降低，导致或加重疾病。

4. 营养因素

营养不良的患者血浆蛋白含量下降，可使血中游离药物浓度增加而引起不良反应，从而影响药物作用。

5. 药物因素

药物因素主要包括药物的理化性质、药物剂量与制剂、给药途径及方法、联合用药以及疗程等，都会对药物的作用产生影响。

6. 生活习惯

一般来说，药物应在空腹时服用，有些药物因对消化道有刺激，在不影响药物吸收和药效的情况下可以饭后服用，否则须饭前服用或改变给药途径。食物成分对药物的作用会造成一定的影响，如高蛋白饮食可使氨茶碱代谢加快；低蛋白饮食可使肝药酶活性降低，多数药物代谢速率减慢。吸烟可使肝药酶活性增强，药物代谢速率加快。茶叶中的鞣酸可使某些药物吸收减少。

第二节　老年人常见药物不良反应和原因

药物不良反应是指合格药品在正常用法用量下出现的与用药目的无关的有害反应。包括药物副作用、毒性作用、变态反应、继发反应和特异性遗传素质等。由于老年人常有多种疾病共存，往往同时服用多种药物，且用药时间长，药物相互作用复杂，容易产生不良反应。

一、老年人常见药物不良反应

1. 精神症状

中枢神经系统尤其是大脑，易受药物作用的影响。老年人中枢神经系统对某些药物的敏感性增高，可引起精神错乱、抑郁和痴呆等。如吩噻嗪类、洋地黄、降压药和吲哚美辛等可引起老年抑郁症；中枢抗胆碱药安坦，可致精神错乱；老年痴呆病人使用中枢抗胆碱药、左旋多巴或金刚烷胺，可加重痴呆症状。

2. 体位性低血压

体位性低血压又称直立性低血压。老年人压力感受器功能障碍，即使没有药物的影响，也会因为体位的突然改变而产生头晕。使用降压药、血管扩张药等，尤其易发生体位性低血压，因此，在使用这些药时应特别注意。

3. 耳毒性

氨基糖苷类抗生素和多粘菌素可致听神经损害、前庭损害和耳蜗损害。前庭损害的主要症状有眩晕、头痛、恶心和共济失调；耳蜗损害的症状有耳鸣、耳聋。由于内耳毛细胞损害后难以再生，故可产生永久性耳聋。所以老年人使用氨基糖苷类抗生素时应减量，最好避免使用此类抗生素（庆大霉素、链霉素）和其他影响内耳功能的药物。

4. 尿潴留

三环类抗抑郁药和抗帕金森病药具有副交感神经阻滞作用，老年人使用这类药物可引起尿潴留，伴有前列腺增生及膀胱颈纤维病变的老人尤易发生。使用三环类抗抑郁药时，开始应以小剂量分次服用，然后逐渐加量。患有前列腺增生的老年人，使用阿托品、颠茄等药物时也可引起尿潴留，同时因眼压升高还可诱发青光眼，故用药需谨慎。

5. 药物中毒反应

60岁以上老年人肾脏排泄毒物的功能比25岁时下降20%，70～80岁时下降40%～50%。60岁以上老年人肝脏血流量比年轻时下降40%，解毒功能也相应降低。因此，老年人用药容易发生中毒反应。

二、老年人药物不良反应发生率高的原因

1. 同时接受多种药物治疗

老年人常患多种疾病，往往接受多种药物治疗，易产生药物的相互作用。现已确认，老年人药物不良反应的发生率与用药品种数呈正相关。

2. 老年药动学和药效学改变

老年人肝肾功能减退，药物代谢和排泄能力减弱，使具有药理活性的代谢产物蓄积，易引起药物不良反应。

3. 滥用非处方药

老年人因擅自服用或滥用滋补药、保健药、抗衰老药和维生素等非处方药，或因用药的次数和剂量不当时，易产生药物不良反应。

第三节　老年人用药特点和用药原则

一、老年人用药特点

1. 用药种类多、药物不良反应常见

老年人由于慢性病、并发症多，联合用药机会增多，发生不良反应的机会也会增多。同时使用 5 种以下药物时不良反应的发生率为 18.6%，6 ～ 10 种为 9%，11 ～ 15 种为 25%，16 ～ 20 种为 54%。

2. 用药依从性差

老年人因相关知识缺乏，或多科就诊、多处方用药，认知能力和理解能力下降，记忆力减退，经济和家庭因素，用药存在误区等原因，使老年人用药的依从性较差。

3. 对抗生素产生耐药性

老年人预防性应用抗生素或长期广泛使用抗生素不但会导致不良反

应，还会增加微生物的耐药性，如老年人免疫力下降，发生二重感染的概率增加。因此要注意合理应用抗生素。

二、老年人选药原则

1. 先明确诊断，后用药

用药前先评估老年人的健康史、既往用药史、目前用药情况，分析老人机体异常是老化引起还是病理损害所致，根据用药指征选择疗效肯定，毒副作用小的药物。

2. 重视非药物疗法

对于老年慢性病应重视非药物疗法（饮食疗法、体育疗法、针灸、按摩、推拿、理疗），如高脂血症患者，首先应调整饮食结构、改善生活方式。除急症和器质性病变，能不用药就不用药。

3. 选择疗效确切而毒副作用小的药物

一般来说，老年人在选择用药时应先选老药，后选新药，首选老药，慎用新药。通常来说，由于新药使用时间短，其特点、毒副作用可能还没有被人所全面认识，有可能难以保证用药安全。先用外用药，后用内服药。为了减少对老年人机体的损害，能用外用药治疗的疾病（皮肤病、扭伤），最好不要用内服药治疗。先内服药，后注射药。老年人心、肝、肾等脏器功能减退，能用内服药使疾病缓解的，最好不用注射剂。

4. 慎用或不用敏感药物

老年人忌滥用抗生素、糖皮质激素、维生素等。应避免使用特别敏感的药物如降压药中的胍乙啶，抗生素中的四环素、链霉素、庆大霉素，苯二氮卓类、巴比妥类镇静催眠药，非甾体类解热镇痛药如吲哚美辛等，慎用麻黄、甘草、大黄等中草药。

5. 合理选择进补药

老年人要慎用补药和保健药品，要遵循"因人进补、因病进补、因时进补"的原则。服药时要辨证，否则误补益疾，反而添病。另外，服用补药要适时，冬令进补是虚弱者的最佳时节，可用人参、黄芪、鹿茸一类温补之品。而夏季仅能用不温燥的补品如西洋参、百合等。

三、老年人用药原则

根据老年人的药物代谢和用药特点，对老年人用药时要遵循正确的用药原则，做到安全、有效、经济。

（一）受益原则

（1）老年人用药要有明确的适应证。

（2）要求用药的受益/风险比值>1，只有治疗好处＞风险的情况下才可用药，有适应证但用药的受益/风险比值<1者，不用药。

（3）选择疗效确切而毒副作用小的药物。

（4）选择药物时要考虑既往疾病及各器官的功能情况。

（二）用药简单原则

老年人用药要少而精，尽量减少用药的种类，一般应控制在4～5种以内，类型、作用、不良反应相似的药物要减少合并使用。联合用药品种愈多，药物不良反应发生的可能性愈高，不仅与老人机体器官系统功能减退，对药物反应的适应性和应变能力减弱有关，还与多药合用会改变其药理作用毒性强度等有关。因此，用药品种要少，最好在5种以下，治疗时按轻重缓急谨慎选用。

执行用药简单原则时要注意：① 了解药物的局限性，许多老年性疾病无相应有效的药物治疗，若用药过多，ADR的危害反而大于疾病本身。② 抓主要矛盾，选主要药物治疗：凡是疗效不确切、耐受性差、未按医嘱服用的药物都可考虑停止使用，以减少用药数目。如果病情危重需要使用多种药物时，在病情稳定后仍应遵守用药简单原则。③ 选用具有兼顾治疗作用的药物：如高血压合并心绞痛可选用β受体阻滞剂及钙拮抗剂；高血压合并前列腺肥大者可选用α受体阻滞剂。④ 重视非药物治疗，减少和控制服用补药。

（三）小剂量原则

老年人除维生素、微量元素和消化酶类等药物可以用成年人剂量外，其他所有药物都应低于成年人剂量。《中华人民共和国药典》（2015 年版）规定，60 岁以上老年人用药剂量应为成年人剂量的 3/4。一般开始用成年人剂量的 1/4～1/3，然后根据临床反应调整剂量，直至出现满意疗效而无不良反应为止。老年人用药要遵循从小剂量开始，逐渐达到适宜于个体的最佳剂量，努力做到个体化用药。

（四）择时原则

择时原则就是选择最佳时间服药。主要根据疾病的发作、药代动力学和药效学的昼夜节律变化来确定最佳用药时间，以提高疗效和减少毒副作用（见表 6-1）。

表 6-1　老年人常用药物的最佳用药时间

药物名称	用药时间
降压药	治疗非杓性高血压应在早、晚分别服用长效降压药 治疗杓性高血压应在早晨服用长效降压药
防治心绞痛药	治疗变异型心绞痛主张睡前服用长效钙拮抗剂 治疗劳力型心绞痛应在早晨用长效硝酸盐、β 受体阻滞剂及钙拮抗剂
强心药	凌晨服用药效较强
降糖药	格列本脲在饭前半小时服用 二甲双胍在饭后用药
调节血脂药	宜晚上用药
平喘药	宜睡前用药
抗变态反应药	宜早上用药
铁剂	晚饭后用药

（五）暂停用药原则

暂停用药原则是保证老年人用药安全最简单、有效的干预措施之一。老年人用药期间，应密切观察，一旦出现新的症状，应考虑为药物的不良反应或是病情进展。前者应停药，后者则应加药。对于服药的老年人出现新的症状，停药受益可能大于加药受益。所以暂停用药原则作为现代老年病学中最简单、有效的干预措施之一，值得高度重视。

四、老年人安全用药工具（见附录二）

Beers 标准由美国老年医学会建立，用于判断老年患者潜在不适当用药。该标准主要从药品不良反应及药物治疗获益角度，分别对老年人不适当用药、特定疾病状态下避免使用的药物及老年人慎用的药物进行了详细说明。Beers 标准是保障老年患者用药安全的有效工具之一，对医师及药师在选择药物方面具有重要指导意义。

第四节　老年人安全用药的护理

随着年龄的增长，老年人视力、听力减退，记忆力下降，对药物的治疗目的、服药时间和方法常不能正确理解，往往影响老年人用药安全和药物治疗的效果。用药不当不仅会影响用药的安全和治疗效果，甚至可能引起老年医源性疾病。医护人员应加强药学知识的学习，熟悉药品商品名和通用名，注意药物配伍禁忌，根据老年人的用药特点合理选用药物，密切观察用药反应，维护老年人的用药安全。

一、全面评估老年人用药情况

（一）用药史评估

详细评估老年人的用药史，建立完整的用药记录，包括既往和现在的用药记录、药物的过敏史、引起毒副作用的药物，以及老年人对药物的了解情况。

（二）身体各系统老化程度评估

评估老年人身体各系统老化程度，以判断药物使用的合理性。详细评估老年人各脏器的功能情况，如胃肠消化、心脏功能、呼吸系统功能、肝肾功能等。肾功能有明显减退甚至出现障碍的患者，在选择药物时应尽量避免使用对肾功能有影响的药物，剂量要小，以免因排泄障碍引起药物蓄积而导致中毒。

（三）服药能力和作息时间评估

这方面的评估包括老年人的视力、听力、阅读能力、理解能力、记忆力、吞咽能力、获取药物的能力、发现不良反应的能力和作息时间等。

1. 视　力

老年人由于视力下降，对形状相似、颜色相似的药品，药瓶标签与内容不符合的药品以及过期的药品等常出现误服现象。

2. 听力与理解能力

通常 65 岁以上的老年人中约有 1/3 存在不同程度的听力障碍，造成多服药或少服药，或者将服药时间混淆等现象。

3. 记忆力

由于老年人近期记忆减退，易导致漏服药或重复服药现象。

4. 阅读能力

某些老年人由于视力下降或文化水平低而不能正确阅读使用说明书，有可能发生盲目用药问题。

5. 其　他

如获取药物的能力、吞咽能力、发现不良反应的能力等。

（四）心理-社会状况评估

主要了解老年人的文化程度、饮食习惯、家庭经济状况；对当前治疗方案和护理计划的了解、认识程度和满意度；家庭的支持情况；对药物有无依赖、期望、恐惧等心理；是否自行减少药物用量以及对治疗方案的依从性等。

二、密切观察和预防药物不良反应

1. 密切观察药物副作用，及时处理不良反应

对使用降压药的老年病人，要注意提醒其直立、起床时动作要缓慢，

避免直立性低血压。

2. 注意观察药物矛盾反应

药物矛盾反应是指用药后出现的与药物治疗效果相反的特殊不良反应。如用硝苯地平治疗心绞痛反而加重心绞痛，甚至诱发心律失常。所以用药后要细心观察，一旦出现不良反应时宜及时停药、就诊，根据医嘱改服其他药物，保留剩药。

3. 预防药物不良反应的措施

（1）用药从小剂量开始：按照老年人用药、选药原则，一般从成年人剂量的 1/4 开始，逐渐增大至 1/3→1/2→2/3→3/4，同时要注意个体差异。给药治疗过程中要依择时原则，以期达到最佳疗效。用药过程中一旦发现不良反应，立即停药并及时协助医生处理。

（2）选用便于老人服用的药物剂型：吞咽困难的老人不宜选用片剂、胶囊制剂，宜选用液体剂型，如冲剂、口服液等。胃肠功能不稳定的老年人不宜服用缓释剂，因为胃肠功能的改变会影响缓释药物的吸收。

（3）规定适当的服药时间和服药间隔：给药方式尽可能简单，口服与注射疗效相似时，则采用口服给药；注意药物与食物之间的相互作用，食物对药物有影响时，应避免同时服用；安排服药时间和间隔时，既要考虑老人的作息时间又应保证有效的血药浓度。

（4）其他预防药物不良反应的措施：未能取得预期疗效时，要仔细询问患者是否按医嘱服药。对长期服用某一种药物的老年人，要特别注意监测血药浓度。对老年人所用的药物要进行认真的记录并注意保存。

三、提高老年人服药依从性

1. 加强给药护理

（1）对住院的老年人，应严格执行给药操作规程，按时将药物送到病人床前，并照顾其服下。

（2）对出院带药的老人，护理人员要向其解释药物名称、用量、作用、副作用和用药时间，用字体较大的标签注明用药的剂量和时间。此外，社区护士应定期到老年人家中清点其剩余药片的数目，有助于提高服药依从性。

（3）对"空巢"、独居的老年人则需加强社区护理干预，护理人员可将老人每天服用的药物放置在专用的塑料盒内，盒子有四个小格，每个小格标明服药的时间，放置在醒目的位置，促使老年病人养成按时服药的习惯。

（4）对精神异常或不配合治疗的老年人，护理人员需协助和督促病人服药，确定其将药物服下。病人若在家中，应要求家属配合做好协助督促工作，可通过电话追踪，确定病人的服药情况。

（5）对有吞咽障碍与神志不清的老年人，一般通过鼻饲管给药。对神志清楚但有吞咽障碍的老年人，可将药物加工成糊状物后再给予。

（6）对于外用药物，护理人员应详细说明，并在盒子上外贴红色标签，注明外用药不可口服，并告知家属。

2. 药物依从性教育

采取综合性教育方法如借助媒介宣传、专题讲座、小组讨论、宣传材料发放、个别指导等，通过门诊教育、住院教育和社区教育三个环节紧密相扣的全程健康教育计划的实施，反复强化，促进老年人循序渐进学习疾病相关知识，提高病人的自我管理能力，促进其服药依从性。

3. 建立合作性护患关系

鼓励老年人参与治疗方案与护理计划的制订，倾听老年人的治疗意愿，使老年人对治疗充满信心，形成良好的治疗意向，可促进病人的服药依从性。

四、加强老年人用药健康指导

1. 加强老年人用药解释工作

护理人员要以老年人能够接受的方式，向其解释药物的种类、名称、用药方式、药物剂量、药物作用、不良反应和期限等，必要时，在药袋上用醒目的颜色标明用药的注意事项。此外，要反复强调正确服药的方法和意义。

2. 鼓励老年人首选非药物性措施

指导老年人如果能以其他方式缓解症状的，可暂时不要用药，如失眠、便秘等，应先采用非药物性的措施解决问题，将药物中毒的危险性降至最低。

3. 指导老年人不随意购买及服用药物

一般健康老年人只要注意调节好日常饮食，注意营养，科学安排生活，保持平衡的心态，就可达到健康目的，一般不需要服用滋补品、保健药。对体弱多病的老年人，应在医务人员的指导下适当应用保健药，切忌盲目服用或过度服用，以免发生毒性反应。能用非药物方式缓解症状或痛苦时，尽量不用药物。

4. 指导老年人掌握服药技巧

如服用药片较多时，可分次吞服，以免发生误咽。吞咽片剂或胶囊有困难时，可选用液体剂型如冲剂、口服液等。药物刺激性大或异味较重时，可将其溶于水，用吸管吸服，用后可引果汁，以减轻不适。建议或协助老年人服药后漱口，以消除异味和不适感。

5. 口服用药指导

（1）服药剂型：缓释片药物释放缓慢，缓释药物药效时间长，老年人对药物的代谢减慢，吸收量增加，容易蓄积中毒，应当慎用。

（2）服药时间：需空腹、饭时、饭前、饭后、睡前服用的药物需按要求服用；胃肠解痉药如阿托品等需饭前服；消化药盐酸、胃蛋白酶等需饭时服用；阿卡波糖饭时服，能降低餐后血糖升高；对胃有刺激性药物需饭后服；催眠药如巴比妥类需睡前服。

（3）服药的用水：内服药片或胶囊时，约用 250 mL 温开水送服，水量过少药易粘在食管壁上；补铁剂不要用茶水送服；磺胺类药物易在尿道析出结晶，引起结晶尿、血尿、尿痛等，故服用时需大量喝水，或同服等量的碳酸氢钠。

（4）服药的体位：口服用药的姿势以站立最佳，坐直身体也可，卧着时尽可能抬高头部，吞下药后约 1 分钟再躺下。

（5）用药方式：舌下含服硝酸甘油者不可吞服；控释片、缓释片以及肠溶片不宜掰碎后服；复方炉甘石洗剂属于混悬剂，用时必须摇匀。

6. 加强家属的安全用药知识教育

通过重视对老年人家属进行有关安全用药知识的教育，使他们学会正确协助和督促老年人用药，防止用药不当造成意外的发生。

五、老年人安全用药注意事项

1. 避免不必要的用药

老年人应尽量少用药物，切忌不明病因就随意滥用药物，以免发生不良反应或延误疾病治疗。坚持适当的户外活动，保持乐观心态，防病于未然往往胜过吃药。

2. 选用药物忌品种过多

老年人因多病，治疗时用药的品种也较多，多种慢性病综合治疗时，用药品种应少而精，一般先服用急重病症的治疗药物，待病情基本控制后，再适当兼顾其他方面的药物。

3. 掌握最低有效用药剂量

老年人的用药剂量应根据年龄、体重和体质情况而定。60 岁以上老年人的用药剂量为成年人的 3/4，而中枢神经系统抑制药，应当是成年人剂量的 1/2 或 3/4 作为起始剂量。

4. 选择适宜的用药时间

掌握好用药的最佳时间可以提高药物疗效，按医嘱服药是提高疗效和避免意外事故发生的重要保证。

5. 选择简便、有效的给药途径

口服给药是一种简便、安全的给药方法，应尽量采用。急性疾患可选择注射、舌下含服、雾化吸入等给药途径。

6. 遵从医嘱，忌有病乱投医

有些老人凭借自己"久病成医"的经验，不经确诊就随便用药或加大用药剂量，这种做法对体质较差或患多种慢性病的老人尤为危险。一旦身体出现不适，尽量去医院看医生，先弄清楚病情，再对症下药。

7. 不要轻信广告宣传，忌滥用补药

体弱的老年人可适当辨证用些补虚益气之品，但若为补而补，盲目滥用，多药杂用，不但治不好病，反而容易引起毒副作用。

8. 慎用催眠药

老年人使用镇静催眠药在注意以下几点：

（1）从小剂量开始服用，逐渐小剂量增加。

（2）定期到医院进行肝肾功能检查。

（3）剂量视病情而定，肥胖者易出现药物蓄积，体弱者也存在较大危险性。

（4）短效药物优于长效药物。

9. 注意药物与食物之间的相互作用

服药期间，吸烟、饮酒要有节制。尼古丁可增加药物毒性，影响肝脏解毒功能。乙醇可使多种药物毒性增加，服药时不可以茶代水，因茶中鞣酸可使药物失去活性。

第七章　老年人意外伤害护理

衰老可导致老年人感知觉下降，动作反应时间延长，认知能力减退等，增加了老年人发生意外伤害（如跌伤、冻伤、烫伤、坠床等）的危险性。

一、防跌倒

老年人常发生跌倒，其原因与眩晕导致身体失去控制、体位性低血压、视力或听力改变以及环境因素等有关。预防跌倒的关键措施是帮助老年人熟悉环境，加深对方位、布局和设施的记忆，以协助加强感觉器官的作用（详见第八章）。

二、防进食意外

老年人神经反射活动相对下降，吞咽肌群不协调可出现吞咽障碍；牙齿缺失导致咀嚼功能差；唾液分泌减少，不能充分咀嚼造成咽下困难、呛咳、哽噎等，可引起吸入性肺炎或窒息。有认知障碍的老年人有危险时不知如何呼救，常可危及生命。因此，应做好老年人进食的护理。

1. 进食前准备

饭前开窗通风，营造整洁的进餐环境。协助老年人洗手，清除口腔异味，排空膀胱，提醒老年人准备就餐，使其做好精神准备，提高食欲。根据老年人的身体状况，尽量取坐位或半坐位。要选择易在口腔内移动、软而易于消化的食物如蛋羹、菜粥等，不宜给老年人年糕、汤团、荔枝、栗子之类易哽噎的食物。有吞咽功能障碍的老年人，进食前可用大小适宜的小冰块作均匀吞咽，诱发其吞咽动作。

2. 进食时护理

进食时注意力集中。生活能自理的老年人，应鼓励其自己进餐，家人给予必要的协助。吃干食发噎者，进食时准备水或饮料；进稀食易呛咳者，应把食物加工成糊状。卧床的老年人应使其头部转向一侧；对面部偏瘫的老年人，食勺应从健侧放入，尽量送到舌根部。喂汤时，从唇边送入，不要从口正中直入，以免呛咳。每勺的食物量不要太多，进食速度不宜过快。必要时备吸引器。

3. 进食后护理

进食后指导老年人保持坐位 30 分钟以上，协助漱口，保持口腔清洁。卧床老年人进食后不要马上翻身、叩背和吸痰，以防止食物反流，必要时准备吸引器。

三、防坠床

床高度不超过 50 cm，有意识障碍的老年人应加床栏。睡眠中翻身幅度较大或身材高大的老年人，应在床旁用椅子护挡。床垫软硬度适中，避免过于松软造成翻身不便和坠床的危险。如果发现老年人睡向床边缘时，要及时护挡，必要时把老年人推向床中央，以防坠床摔伤。必要时用保护带约束。

四、防烫伤

老年人感觉迟钝，对冷热感觉不灵敏，加之动作迟缓，反应慢，在日常生活中易被开水、热油、灶火等烧伤烫伤。老年人在沐浴、热敷、使用热水袋时，应严格掌握温度及时间，以防烫伤。对于老年人在家里自己使用的设备，家属或护理人员要耐心讲解其使用方法，直到老年人熟练掌握为止。

五、注意交通安全

老年人由于视力、听力下降，对交通信号识别困难，应对突然情况的反应能力较差，因此易发生交通事故。老年人外出时要严格遵守交通法规，听力较差者要配戴助听器，严重视力下降者要有人陪同。老年人单独外出活动时，家属应注意检查衣服、鞋帽等穿着是否适宜和需用物品是否齐备，并了解其去向、离去时间及预计回家时间，最好随身携带相关卡片，注明其姓名、亲属姓名及联系电话和地址。老年人外出活动时，可借助手推车或手杖协助行走，注意避开人多拥挤的高峰时间，以免人多冲撞而发生意外。

六、防止交叉感染

老年人免疫功能低下，对疾病的抵抗力弱，应注意预防感染性疾病。在感染性疾病流行期间，尽量少到公共场所活动。避免接触呼吸道感染的患者，必要时戴口罩。

七、防化学性伤害

化学性伤害可因误食药物、油漆、清洁剂及吸入有害气体造成。化学性伤害可造成人体烧伤、中毒或出现刺激性反应。因此护理人员有责任对老年人进行健康指导，注意按时正确服药和做好药物浓度监测，以保证用药安全。

第八章 老年人常见健康问题护理

第一节 跌 倒

跌倒是指在平地行走或从高处摔倒在地的现象，是老年人最常见也是最严重的健康问题之一，也是老年人死亡的常见原因之一。老年人跌倒多发生在室内尤其在浴室、厨房和卧室内。跌倒后可发生软组织损伤、骨折、关节脱位，严重者可导致脑组织损伤、肢体瘫痪和意识障碍，因跌倒而长期卧床的老年人易引起压疮、肺炎、尿路感染等严重并发症，以至死亡。

一、护理评估

1. 与老年人跌倒相关的外部因素

（1）环境因素：如地面积水、过滑、地面不平有坡度、地板松动不平整、过道堆放有障碍物等；家具多摆放不当，床、椅高度不合适等；楼道或楼梯、室内光线过暗或过明，居室环境改变等。

（2）衣着因素：裤腿下摆过大，鞋子尺寸不合适以及鞋底不防滑等。

（3）其他因素：如轮椅或床制动不好，助听器不合适等。

2. 与老年人跌倒相关的内部因素

（1）生理因素：随着年龄的增长，老年人视力、听觉、触觉、本体觉及前庭功能有不同程度的损害和减退，影响大脑分析、判断的准确性。

（2）病理因素。病理因素多见于：① 心脑血管疾病，如高血压、体位性低血压、基底动脉供应不足等；② 神经系统疾病，如老年痴呆、偏瘫、癫痫等；③ 骨关节病变，如颈椎病、骨质疏松、类风湿性关节炎、足畸形等；④ 感觉系统疾病，如白内障、青光眼等。

（3）药物因素：多与药物副作用有关，老年人服用镇静催眠药、抗抑郁药、镇痛药、抗高血压药、抗心律失常药、利尿药、降糖药和氨基糖苷类抗生素等药物，对神志、精神、血压、平衡功能均有不同程度的影响，易导致跌倒发生。

3. 身体状况

老年人跌倒后可并发多种损伤，如软组织损伤、骨折、关节脱位及内脏损伤等，可出现局部疼痛、肿胀及肢体功能障碍等问题。查体时首先要检查病人的生命体征是否正常，有无意识障碍及其改变的程度，然后对头部、胸部、腹部、脊柱、四肢及神经系统进行细致检查，对着地部位和受伤部位要做重点检查。

4. 辅助检查

根据需要可进行影像学、实验室检查、CT、MRI 等。

二、常见的护理诊断/问题

（1）有受伤的危险：与跌倒有关。
（2）恐惧：与害怕再跌倒有关。
（3）疼痛：与跌倒后的组织损伤有关。

三、护理措施

1. 改善居家环境

去除居住环境中的一切危险因素，如改善地面的滑度、平整度，通道内不堆放障碍物；家具设施无障碍、床高度适宜、椅子放在固定位置，楼梯要有方便照明的开关和扶手等。迁入新居时家人应多关注老年人的起居。

2. 预防视觉、听觉减退

居室照明应充足，看电视、阅读时间不宜过长，避免用眼过度疲劳，外出活动最好在白天。指导有听觉障碍的老年人正确使用助听器，避免使用对听神经有损害的药物。每半年至一年接受一次视力、听力检查。

3. 积极防治引起跌倒的疾病

如有效控制血压，积极纠正心律失常，防止低血糖发生等。

4. 合理用药

老年人用药要有明确的指征，尽量避免使用可能导致跌倒的药物。必须使用时应减少药物种类和剂量，缩短疗程。同时要熟悉用药最佳时间、不良反应及其处理措施。

5. 日常生活指导

衣、裤、鞋穿着合适，走动时尽量不要穿拖鞋、高跟鞋以及易滑倒的鞋，穿脱鞋袜、衣裤时取坐位；变换体位时动作要慢，日常生活起居做到"3个30秒"，即醒后30秒再起床，起床后30秒再站立，站立后30秒再行走；外出要有人陪同；有意识障碍的老年人，睡眠时床边可加床档，对直立性低血压、反应迟钝者，睡前应将便器放于床旁。

6. 运动锻炼

持之以恒地参加运动，能增强老年人的肌肉力量、柔韧性、平衡能力、步态的稳定性、灵活性，以减少跌倒的发生。

7. 心理护理

通过心理护理，使老年人了解自身的健康状况和活动能力，克服不服老、不愿意麻烦别人的心理，在力所不能及的时候，主动向他人求助，以减少跌倒的发生。

8. 健康指导

向跌倒高危人群及其家属和照顾者宣讲跌倒的危险因素、不良后果和具体的防治措施。

9. 住院老年人跌倒的预防

除上述措施外，还应注意以下几点：① 了解老年人的一般情况如大小便习惯、运动情况等，有无跌倒史及是否存在跌倒的危险因素；② 对有跌倒倾向的老年人，在其床尾和护理病历上做醒目的标记，建立跌倒预防记录单；③ 对特殊的老年病人，予以特别照顾。

第二节 疼 痛

疼痛是机体由于受到伤害刺激而产生痛觉反应，是老年人常见症状之一。引起老年人疼痛的主要原因有肌肉骨骼疾病、神经系统疾病、肿瘤和其他慢性疾病。其中骨关节疾病是老年人疼痛的最常见原因。

根据病程可将疼痛分为急性疼痛和慢性疼痛；根据发病机制可分为躯体疼痛（如骨关节退行性变、手术后疼痛等）、内脏疼痛（如心绞痛、消化性溃疡引起的疼痛）和神经性疼痛（如三叉神经痛、糖尿病周围神经病变等）。

老年人疼痛的特点常为持续性疼痛，可导致功能障碍与生活行为受限，多伴有抑郁、焦虑、疲劳、睡眠障碍等。疼痛时机体表现为心率增快、血压升高、呼吸加快、出汗、恶心、呕吐、肌紧张，严重时出现疼痛性休克。

一、护理评估

1. 健康史

详细询问疼痛部位、性质、开始出现时间、持续时间、强度、缓解因素以及用药情况，同时还应了解疼痛对食欲、睡眠和日常生活的影响。

2. 明确疼痛类型

急性疼痛的特征是急性起病，持续时间多在 1 个月内。慢性疼痛的特点是起病较慢，持续时间一般超过 3 个月。

3. 身体状况

有无头痛、胸痛、腹痛、骨关节痛等。同时应评估病人是否有高血压、高血脂及重要脏器功能的改变。

4. 辅助检查

（1）根据病情进行必要的检查，如 CT、X 线、心电图检查，以了解引起疼痛的原因。

（2）疼痛量表的使用。

① 视觉模拟疼痛量表（VAS）。

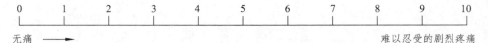

② 口述描绘评分（VRS）：采用形容词来描述疼痛的强度。

③ Wong-Banker 面部表情量表（FRS）：

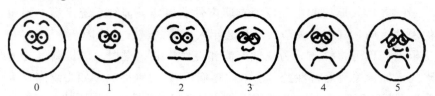

0. 非常愉快，无疼痛；1. 有一点疼痛；2. 轻微疼痛；3. 疼痛较明显；4. 疼痛较严重；5. 剧烈疼，但不一定哭泣。

二、常见的护理诊断/问题

（1）急、慢性疼痛：与组织损伤和反射性肌肉痉挛有关。

（2）抑郁和焦虑：与长期慢性疼痛而对疼痛治疗信心降低有关。

（3）睡眠型态紊乱：继发于疼痛。

三、护理措施

1. 消除病因

① 关节疾病引起的疼痛可通过饮食调节、服用钙剂、理疗、针灸等措施，以减轻疼痛；如为伤口引起的疼痛，应根据情况采取止血、包扎、固定等措施；胸部手术后因为咳嗽、深呼吸引起伤口疼痛，应协助病人按压伤口后，再鼓励咳痰和深呼吸。② 避免刺激性因素，保持环境安静、舒适。

2. 药物止痛

药物止痛是临床解除疼痛的主要手段。给药途径可有口服、注射、外用、椎管内给药等。非甾体消炎药如阿司匹林、布洛芬等，具有解热止痛功效，用于中等度的疼痛，如牙痛、关节痛、头痛等，也可用于肿瘤的早期和辅助止痛。此类药物大多对胃黏膜有刺激，宜在饭后服用，长期大量使用可出现胃肠道出血、凝血功能障碍、肾脏损害及视力和听力下降等不良反应。麻醉性止痛药如吗啡、哌替啶等，用于难以控制的疼痛，止痛效果好，但有成瘾性和呼吸抑制的副作用。三环类抗抑郁药如阿米替林对神经性疼痛的治疗效果较好，但因有明显的抗胆碱作用，故不宜用于严重心脏病、青光眼和前列腺肥大的病人。辣椒素是一种新的止痛物质，安全有效，可以缓解骨骼肌疼痛和神经痛导致的炎症反应和皮肤过敏，广泛用于关节炎、带状疱疹、糖尿病引起的周围神经病变。

3. 非药物止痛

非药物止痛方法包括热疗、冷疗、放松疗法、针灸、音乐疗法、按摩等，可以减轻局部疼痛。

4. 运动锻炼

运动锻炼可以增强骨骼肌承受负荷及股肉牵张的能力，帮助恢复身体的协调和平衡，可改善心血管功能，调节情绪，缓解抑郁症状，提高生活质量，对于缓解慢性疼痛非常有效。

5. 心理护理

（1）尊重并接受病人对疼痛的反应，建立良好的护患关系。

（2）向病人解释疼痛的原因、机理，介绍减轻疼痛的措施，有助于减轻病人焦虑、恐惧等负性情绪，从而缓解疼痛压力。

（3）通过参加有兴趣的活动，如看报、听音乐、与家人交谈、深呼吸、放松按摩等方法可分散病人对疼痛的注意力，以减轻疼痛。

（4）尽可能地满足病人对舒适的需要，如帮助变换体位，减少压迫；做各项清洁卫生护理；保持室内环境舒适等。

6. 健康指导

加强健康教育，让老年人、家属及照顾者了解常用止痛药物的不良反应，止痛药物与老年人常用药物如心血管药、降糖药、利尿药和中枢神经系统药物之间的相互作用，教会他们家中治疗疼痛的简单措施。

第三节　便　秘

便秘是指排便困难，排便次数每周少于 3 次且粪便干结，便后无畅快感。便秘是老年人的常见症状，约占老年人群的1/3，以功能性便秘多见。

便秘可致腹部不适、食欲下降及恶心、头晕、头痛、乏力、焦虑、恐惧、精神紧张、坐卧不安等。老年人便秘可并发肠梗阻、结肠溃疡、溢出性大便失禁，还可导致大肠癌、痔、高血压等疾病，长期便秘影响老年人的社会活动，使老年人生活舒适度大大降低，甚至诱发心绞痛、脑血管意外，直接威胁老年人的身心健康。

一、护理评估

1. 健康史

应重点询问：

（1）便秘开始的时间，大便的频率、性状，排便习惯，用药情况等。

（2）是否患有可能导致或加重便秘的疾病。

（3）是否正在服用易导致便秘的药物。

（4）是否精神抑郁。

2. 身体状况

便秘病人主要表现为腹胀、腹痛、食欲减退。左下腹可扪及粪块或痉挛之肠型。

3. 辅助检查

根据情况选择辅助检查，如结直肠镜或钡剂灌肠，以排除结、直肠病变及肛门狭窄等情况。

二、常见护理诊断/问题

（1）便秘：与肠蠕动减少、药物的副作用等有关。

（2）焦虑：与病人长期便秘，担心便秘并发症及其预后有关。

二、护理措施

1. 调整饮食结构

保证老年人每天的饮水量在 2 000～2 500 mL，注意荤素搭配、粗细搭配，指导老年人选用小米、玉米、燕麦等多渣饮食。多吃富含纤维素的蔬菜和水果，如韭菜、芹菜、香蕉等，有利于预防便秘。饮食要有规律、定时、定量。

2. 调整行为

老年人要保证每天有 30～60 分钟活动和锻炼的时间，有意识地进行腹式呼吸，增加腹肌肌力。在固定的时间排便，建立良好的排便习惯。

3. 手法按摩缓解排便

取屈膝仰卧位，放松腹肌，以双手食指、中指、无名指重叠沿结肠走行，即升结肠—横结肠—降结肠—乙状结肠—直肠（自右下腹向上至右上腹，横行至左上腹再向下至左下腹，沿耻骨上回到右下腹）环形按摩，促进肠蠕动，以利于排便，每日数次，每次可做 10 分钟左右。

4. 药物护理

积极治疗引起便秘的原发性疾病。对于饮食与行为调整无效的慢性便秘，应用药物治疗。应尽量避免使用各种泻药，必须使用时，用量要尽可能小，次数要少，以免造成营养丢失及产生药物依赖性。常用药物有：容积性泻药，如甲基纤维素、乳果糖、山梨醇等；刺激性泻药，如番泻叶、酚酞；润滑性泻药，如甘油、液体石蜡等。甲基纤维素适用于饮食过于精细者；液体石蜡适用于心肌梗死或肛周手术后的病人。

5. 心理护理

首先要满足老年人的私人排便空间需求，保证有良好的排便环境。照顾老年人排泄时只协助其无力完成部分，不要一直在旁守候，以免老年人紧张而影响排便，更不要催促，令老人精神紧张，导致便秘或失禁。

6. 健康指导

加强健康教育，使老年人了解保持大便通畅的重要性，指导老人选用有助润肠通便的食物，建立良好的排便习惯。对通便药物进行使用指导，在治疗原发病中，因药物的副作用导致便秘时，应及时就诊，请医生调整药物。

第四节　尿失禁

尿失禁是指排尿失去控制，膀胱内的尿液不自主地流出。尿失禁是老年人常见的一种疾病，发病率女性高于男性。尿失禁虽不致命，但可造成皮肤糜烂，反复尿路感染，导致老年人孤僻、抑郁，严重影响老年人的生活质量，给许多老年人带来巨大痛苦和心理压力。

依据发生原因尿失禁主要分为四种类型：压力性尿失禁、神经性尿失禁、继发性尿失禁、功能性尿失禁。中老年女性尿失禁多为压力性尿失禁。

压力性尿失禁：由于膀胱颈括约肌老化松弛，膀胱内压力超过膀胱出口及尿道阻力，使尿液外溢，如在咳嗽、大哭、快步等增加腹部压力时可发生尿失禁，多见于膀胱膨出、子宫脱垂的老年经产妇女。

神经性尿失禁：正常人的排尿是通过神经反射来完成的，当患有严重脑动脉硬化、脑中风、脑肿瘤及颅内感染等疾病时，大脑皮层失去管制排尿功能，则发生神经性尿失禁。此外，位于骶椎以上的脊髓病变时，可导致排尿反射功能丧失，也可发生神经性尿失禁。

继发性尿失禁：常继发于其他疾病和药物副作用。如泌尿系感染、女性老年性阴道炎、男性前列腺增生肥大、膀胱结石、膀胱颈肿瘤、应用镇静剂或利尿剂等。

功能性尿失禁：主要与环境因素、身体状况、行动不便、活动受限、病人智力障碍、精神抑郁、解裤困难等有关。

依据尿失禁临床表现可将尿失禁分为充溢性尿失禁、无阻力性尿失禁、反射性尿失禁、急迫性尿失禁和压力性尿失禁五类。

充溢性尿失禁：由于前列腺增生肥大、尿道狭窄、膀胱结石、膀胱颈肿瘤或直肠内粪块嵌塞等引起下尿道梗阻，这时因膀胱内存尿过多使膀胱过度膨胀，不能自觉正常排尿，尿液被迫不自主地溢出。

无阻力性尿失禁：由于尿道阻力完全丧失，膀胱内不能储存尿液，病人在站立时尿液全部由尿道排出。

反射性尿失禁：由于完全性上运动神经元病变引起排尿反射障碍，病人在没有感觉的情况下不自主地间歇排尿。

急迫性尿失禁：由部分性上运动神经元病变或急性膀胱炎等强烈的局

部刺激引起，在膀胱充盈量较少的情况下即出现尿意。

一、护理评估

必须针对患者的个体特性、生活习惯和自我护理能力，尿失禁的原因，膀胱、尿道障碍等情况进行综合评估。

1. 健康史

评估时主要了解老年人是否有尿频、尿急，咳嗽、打喷嚏或大笑时有尿液流出情况；是否有泌尿系感染、前列腺增生、尿道狭窄、脑卒中等；是否身体虚弱；是否使用易致尿失禁的药物；对女性老年人还要询问既往分娩史、有无阴道手术史。

2. 身心状况

注意观察尿道周围皮肤有无红肿、发炎、溃破现象，是否发生压疮。同时还要了解尿失禁老年人的心理状况，如有无自卑、孤独、苦闷等。

3. 辅助检查

① 直肠指诊：了解肛门括约肌张力、球海绵体肌反射、前列腺的大小和质地、有无粪便嵌顿。

② 女性外生殖器检查：检查有无阴道前后壁膨出、子宫下垂、萎缩性阴道炎等。

③ 尿道压力测试：确定压力性尿失禁的诊断方法。

④ 尿垫试验：会阴部放置一块已称重的卫生垫后锻炼，锻炼后再次称重卫生垫，以了解漏尿程度。

⑤ 尿常规、尿培养：了解有无泌尿系统感染。

二、常见护理诊断/问题

（1）压力性尿失禁：与雌激素不足导致的骨盆肌和支持结构退行性改变、前列腺切除术累及尿道远侧括约肌、肥胖等因素有关。

（2）急迫性尿失禁：与膀胱容量下降有关。

（3）反射性尿失禁：与脊髓损伤、肿瘤或感染引起对反射弧水平以上的冲动的传输障碍有关。

（4）有皮肤完整性受损的危险：与自理能力下降有关。

（5）社交障碍：与异味引起的窘迫、尿频、不适有关。

三、护理措施

1. 病情观察

观察尿道周围皮肤有无红肿、发炎、溃破现象，有无压疮发生。充溢性尿失禁病人膀胱充盈时可出现腹胀、不安，应注意观察，争取在尿液溢出前帮助病人试行排尿。对慢性病或老年病人每隔 2～3 小时给便器 1 次，有意识地控制排尿。

2. 皮肤护理

保持皮肤清洁干燥，老年人排尿后要用温水清洗、擦干局部，必要时局部涂凡士林以防皮肤损伤。床上铺橡胶或塑料单（或使用一次性尿垫），尿液弄脏的衣裤、床单要勤换。密切观察会阴部和受压部位皮肤变化，并注意勤翻身、勤按摩，要预防褥疮的发生。对长期尿失禁病人，应实施无菌留置尿管引流导尿术，避免尿液浸湿床褥和浸渍皮肤。对部分不能控制尿液的患者，女病人选用女式尿便器紧贴外阴接取尿液，男病人可用尿壶接取尿液，也可用带胶管的阴茎套接尿。

3. 饮食护理

给予清淡饮食，多食含纤维素丰富的食物，防止便秘引起腹压增加。为预防泌尿道感染和结石的形成，应指导老年人多饮水，一般每日摄入水量 2 000～2 500 mL，入睡前应减少饮水，少用咖啡和茶，以免因夜间尿增多影响病人睡眠。

4. 膀胱功能训练

鼓励老年人有规律地定时排尿。指导患者每半小时到 1 小时排尿 1 次，并逐渐延长排尿间隔时间，直至每 2～3 小时排尿 1 次。通过延长排尿间隔可提高膀胱容量，以促进正常排尿功能恢复。排尿时可用手掌自膀胱底部持续向后向下压迫，使膀胱内尿液被动排出。

5. 指导合理用药

抗胆碱药物能减少膀胱收缩次数并改善膀胱容量，缓解尿急症状，应与定时排尿等结合起来以提高疗效，并注意观察用药后的不良反应。对更年期以后的妇女应继续补充雌激素，以改善下段尿路系统的萎缩退化。指导患者 3 个月内避免提重物、剧烈运动及大笑，如有感冒咳嗽或肺部疾病时应及早诊治。

6. 心理护理

尿失禁病人的心理压力较大，常感到自卑和忧郁，期望得到理解和帮助，对此护理人员首先要耐心、和蔼、不厌其烦，用良好的护理语言和行为给予患者安慰和鼓励，使其树立信心，积极配合治疗和护理。

7. 保健指导

（1）向病人解释多饮水能促进排尿反射，并可预防泌尿道感染，嘱其每日摄入水量 2 000 ~ 2 500 mL，入睡前限制饮水，以减少夜间尿量。

（2）训练膀胱功能，1 ~ 2 小时让病人排尿 1 次，以手掌自膀胱上方持续向下压迫，使膀胱内尿液被动排出，并逐渐延长排尿间隔时间。

（3）锻炼盆底肌肉，促进排尿功能恢复。进行盆地肌锻炼，指导病人取立、坐或卧位，试做排尿动作，每日进行 5 ~ 10 次，以不觉疲乏为宜。

第五节　大便失禁

大便失禁是指排便不受随意控制，大便不自主排出肛门外。65 岁以上老年人大便失禁的发病率为青年人的 5 倍，女性多于男性，男女发病率之比为 1∶3 ~ 1∶8。大便失禁时表现为不同程度的不自主排便，可伴有粪便污染、溃疡、湿疹、黏膜突出、肛门扩张等，严重者可并发水电解质紊乱。大便失禁不仅会伤害老年人的自尊，造成病人精神上的痛苦，而且还可造成多种并发症，严重干扰老年人的正常生活和社会交往。

大便失禁分为完全性失禁和不完全性失禁。完全性失禁是指不能随意控制粪便和气体的排出；不完全性失禁是指能控制大便的排出，但不能控制稀便和气体的排出。

一、护理评估

对于大便失禁的老年人，评估时应重点了解大便失禁的程度、性质，每日的排便次数和排便的自控能力；有无手术、外伤及产伤史；是否患有肠炎等原发性疾病，有无神经系统病变和损伤等；是否服用可致大便失禁药物；有无精神抑郁、痴呆、精神障碍等。肛门视诊观察有无粪便污染、溃疡、湿疹、皮肤瘢痕、黏膜突出、肛门扩张等。直肠指检时，应注意肛门括约肌收缩力、肛门直肠环张力。

二、常见的护理诊断/问题

（1）排便失禁：与粪便嵌顿或慢性便秘引起的直肠过度扩张有关。

（2）自我形象紊乱：与大便失禁引起的不良气味有关。

（3）皮肤完整性受损：与粪便长期刺激局部皮肤以及缺乏自我照料的能力有关。

三、护理措施

（1）注意观察病人生命体征，观察有无脱水及电解质紊乱，观察大便的性质、颜色、量，尽早采集标本及时送检。了解病人排便规律，适时给予便盆。

（2）皮肤护理：保持肛门周围皮肤清洁，每次便后用温水清洗会阴及肛门周围皮肤，局部可涂以凡士林油、四环素药膏或氧化锌软膏等，以保护局部皮肤。并及时被更换污染的衣物和被单。

（3）饮食护理：改善饮食结构，宜进高蛋白、高热量、易消化、少油饮食，腹泻严重时可暂禁食或进食清淡流质饮食。及时补充水分，防止水电解质紊乱和酸碱失衡。

（4）心理护理：大便失禁的老年人因担心别人嫌弃而显得自卑、抑郁、孤独，护理人员应多理解并尊重病人，给予心理疏导和安慰。

（5）健康指导。①肛门括约肌及盆底肌锻炼：指导病人取立、坐或卧位，试作排便动作，每次先收缩肛门 10 秒，然后放松间歇 10 秒，重复此动作 20~30 遍，每日进行数次，以不觉疲乏为宜。②指导病人及家属定时通风换气，保持室内空气清新。

第六节　睡眠障碍

睡眠障碍是指睡眠质及量的异常，或在睡眠时发生某些临床症状，是睡眠和觉醒正常节律性交替紊乱的表现。大多数老年人由于大脑皮层功能减弱，新陈代谢减慢，影响正常的睡眠过程，常常出现维持睡眠困难，总睡眠时间减少，夜间觉醒增加，对外界刺激的敏感度增高等，因此老年人更易发生睡眠障碍。

睡眠障碍会引起疲劳感、不安、全身不适、无精打采、反应迟缓、头痛、注意力不能集中等，长时间的睡眠障碍会导致神经衰弱和抑郁症，也可致自主神经功能紊乱以及各个系统疾病。

睡眠障碍有以下表现。

（1）入睡困难：患者睡眠潜伏期变长，主要表现为入睡时间长达 30～60 分钟，而一旦入睡可获较深的睡眠。

（2）早醒：患者早晨觉醒时间比以往正常时间提前 1 小时以上，并且醒来后不能再入睡。

（3）睡眠时间缩短：患者虽有充分的睡眠时间，但整夜累计睡眠的总时数小于 5 小时。

（4）多梦：患者整夜均在做梦，醒来后自觉夜间一直处于活动状态，未能熟睡，全身乏力，大脑不能保证充分休息。

（5）睡醒之后精力没有恢复，自觉有疲劳感、不安、全身不适、无精打采、反应迟缓、头痛、注意力不能集中等表现，容易被惊醒，对声音灯光刺激敏感。

一、护理评估

1. 健康史

应重点了解以下情况。

（1）有无引起睡眠障碍的疾患。① 神经精神疾病，如脑血管病、周期性肢动、夜间肌痉挛、阿尔茨海默病（AD）、谵妄、帕金森病、抑郁症、心理或生理性失眠、睡眠呼吸暂停综合征等。② 全身疾患，如心衰、慢性阻塞性肺气肿、夜尿次数增多、疼痛、肝肾疾病、甲状腺功能改变、酒精依赖、夜间阵发性呼吸困难等。③药物因素，如安眠药、兴奋剂、激素、甲状腺素、茶碱、喹诺酮类抗生素、中枢性抗高血压药等均可致老年人睡眠障碍。

其中夜间肌痉挛在老年人中常见，其特点为入睡后小腿屈肌群发生屈曲收缩（30秒左右）、小腿深部肌肉虫行感或雀啄感而造成患者短暂觉醒。65岁以上充血性心衰患者睡眠时呼吸暂停>10次/小时者占21%。

（2）是否存在影响的干扰因素。老年人由于退行性变，神经系统功能的适应性明显降低，对睡眠时间改变及时差的耐受性较差。不良的睡眠习惯、情绪失调、社会心理因素、不适的睡眠环境或睡眠环境的变化均可影响老年人的正常睡眠。

2. 身体状况

老年人睡眠障碍可引起血压升高，轻者表现为打鼾、烦躁不安、白天嗜睡、抑郁、头痛、夜尿、阳痿，重者则可出现夜间睡眠心律失常、猝死、卒中、肺动脉高压、抽搐及认知功能下降等。

3. 辅助检查

根据病情选择适当的检查，如血气分析、咽喉镜、头部影像学检查等，辅助检查有助于睡眠障碍及其病因的诊断。

二、常见的护理诊断/问题

（1）入睡和维持睡眠困难：与疾病影响、药物副作用有关。

（2）睡眠呼吸障碍：与睡眠呼吸暂停、睡眠加重呼吸系疾病、夜间吸入或夜间阵发性呼吸困难有关。

（3）嗜睡：与脑部疾病、全身病变、药物因素及环境因素等有关。

三、护理措施

（1）提供安静、舒适的睡眠环境。如保持卧室清洁、安静、远离噪音、避开光线刺激等，睡床和枕头要软硬适中，并保持床褥的干净整洁。

（2）帮助老年人养成良好的睡眠习惯。通过解释、指导，使老人了解有关睡眠的基本知识，减少不必要的预期性焦虑反应，使其睡眠习惯尽量正常化。限制白天睡眠时间在 1 小时左右，同时注意缩短卧床时间，以保证夜间睡眠质量。平时要坚持定时休息、晚上准时上床睡觉、早上准时起床的生活卫生习惯。

（3）排除影响睡眠的不良因素。晚餐应避免吃得过饱、过油腻，睡前不饮用咖啡、浓茶、酒或喝大量水，不吸烟、不看刺激性的电视节目、不用脑过度或过度思虑，并提醒老年人睡前排尿一次，以免夜尿增多影响睡眠。

（4）指导老年人促进睡眠的方法。白天做一些力所能及的运动或活动，晚餐后轻微地活动或散步、听听音乐，睡前半小时洗热水澡、泡脚、喝杯牛奶等，只要长期坚持，就会建立起"入睡条件反射"。

（5）遵医嘱使用安眠药。镇静剂可帮助睡眠，但也有许多副作用，因此，应尽量避免使用，必要时可医生指导下根据具体情况选用。

（6）查找失眠的原因所在，积极治疗原发病，防止并发症发生。

第七节　听力障碍（老年性聋）

听力障碍又称老年性聋，是指随年龄增长而出现的双耳听力进行性下降，以高频听力下降为主的感音神经性聋。老年性聋主要因听觉器官退化所致，严重影响了老年人的日常生活。

老年人听力障碍有以下特点。

（1）听力下降：60 岁以后出现原因不明的双侧对称性听力缓慢进行性下降，常需别人重复说话，以后随着语言频率的受损，则要求说话者提高声音与之交谈。

（2）误听：能听到说话的声音，但内容领会有误，常常"打岔"。语言分辨率与纯音听力不成比例，即称音素衰退。

（3）重听：小声听不见，大声受不了，语言辨别率低下。

（4）头昏、耳鸣：耳鸣为高频性，开始为间断性，逐渐发展成持续性，使老年人的睡眠受到严重影响。耳鸣常始于 30～40 岁，其出现率随年龄而渐增，60~70 岁时达到顶点，此后即迅速下降。

（5）听人说话喜慢怕快，喜安静怕嘈杂。

一、护理评估

衰老是引起老年性聋的主要因素，而疾病、药物以及社会环境因素也可引起和加速老年性聋，因此，评估时应重点了解老年性聋的发生是否与下列因素有关：

1. 疾病因素

高血压、冠心病、糖尿病、高脂血症等慢性疾病可使听觉感受器和听神经受损，加速老年性聋的发生和发展。

2. 药物因素

有些药物可对听神经产生毒性，造成听力障碍，如庆大霉素、卡那霉素、万古霉素、链霉素、多粘菌素、奎宁等。

3. 环境因素

长期接触高分贝的噪声可使听觉器官供血不足而致耳聋。

4. 身体状况

中年以后出现原因不明的双侧进行性听力下降，以高频听力下降为主，对低声的语言不易听清，对高音又感到刺耳，多伴有高频性耳聋。体检时应注意观察有无耳道充血、出血、肿胀、耵聍及鼓膜是否完好等。同时，应了解老年人有无烟酒嗜好，有无耳硬化病、中耳炎等病史。

5. 辅助检查

通过听力学测试检查测以了解病人的听力损伤情况。

二、常见的护理诊断/问题

（1）听觉障碍/听力下降：与血液供应减少、听神经退行性改变有关。

（2）社会隔离：与听力下降有关。

（3）自我保护能力受损：与听力下降有关 。

三、护理措施

1. 饮食护理

（1）限制脂肪的摄入：老年人应少吃各种动物内脏、肥肉、奶油、蛋黄、鱼子、油炸食物等富含脂类的食物，避免血脂升高而引起动脉硬化。烹调方法尽量选用炖、煮，避免炸、煎。

（2）多食维生素类食物：缺乏维生素 D 时，其代谢衍生物钙化醇减少，内耳听觉细胞会发生退行性病变；同时维生素缺乏可致红细胞硬度增加，难以通过末梢微血管，导致听觉细胞缺氧缺锌，易发生老年性耳聋。因此，老年人在日常饮食中应多吃富含维生素 D、铁、锌等元素的食物，如瘦肉、豆类、木耳、虾、蘑菇、各种绿叶蔬菜、萝卜、牡蛎等。

（3）可适当多吃鱼类食物，尤其是青鱼，因为青鱼体内含有丰富的不饱和脂肪酸，它能使呈胶状的中性脂肪和胆固醇从血管壁上游离出来，避免产生高脂血症，从而有助于防治老年性耳聋。

（4）应戒烟禁酒，不喝浓茶、咖啡和进食其他刺激性食物。

2. 心理护理

充分理解老年人因听力减退而产生的不良情绪和行为，加强与老年人的沟通，帮助老年人接受听力减退的现实，寻找积极的生活方式以促进心理健康。

3. 沟通技巧

与听力障碍的老年人交谈时，环境宜安静，交谈时语速要慢，不要高声喊叫。对老年人不理解的语言要耐心解释而不是简单地重复原话，必要时采用书面交谈或手势等非语言交流技巧进行沟通，如说话时倾身向前，以表示对老年人的话题感兴趣；适时点头和夸大面部表情，以传达各种情绪，激发老年人交谈的欲望和增进理解交谈的内容。对视力较好的老年人，可借助写字板、字卡或其他辅器具与其交谈，或进行唇读训练辅助其理解等。

4. 健康指导

（1）避免噪声环境及耳毒性药物的影响、老年人因内耳微循环功能较差，对噪声和耳毒性药物等有害因素的刺激敏感性增高。应指导老年人避免长期接触噪声，看电视、戴耳机听音乐时音量不宜放得过大，鞭炮声、强烈的锣鼓声等应避开。避免使用氨基糖苷类抗生素、奎宁等耳毒性药物。

（2）积极治疗和预防某些老年性全身性疾病，如高血压、动脉硬化、糖尿病等。

（3）教会老年人用手掌按压耳朵和用示指按压环揉耳屏，每日 3～4 次，以增加鼓膜活动，促进局部血液循环，防止听力下降。

（4）进行适度锻炼，如散步、慢跑、打太极拳等，避免过度劳累。

（5）可以应用一些预防性用药，如维生素 A、E，B 族维生素，银杏叶制剂等。

（6）戒烟、限酒，以延缓老年性聋的发展。

（7）指导老年人合理选择和正确使用助听器。

第八节　视力障碍

随着年龄增长，老年人的晶状体会逐渐失去弹性、调节能力减退而出现视力下降。

而老年性白内障、青光眼以及老年性黄斑变性等又是影响老年人视力的常见疾病，同时糖尿病、心血管疾病等因影响眼部血液供应，可加重或促进视力的进一步下降。

一、护理评估

（1）询问老年人有无视力改变或视力减弱、头痛、眼睛疲倦等症状；视力障碍发作程度、部位、时间及特点；是否有视物的精细感下降、暗适应能力下降和视野缩小等。

（2）了解老年人有无全身性疾病如高血压、糖尿病等，有无眼科疾病如老年性白内障、青光眼以及老年性黄斑变性等病史。

（3）了解视功能的变化与视觉状况改变情况。老视、视敏度和对比视敏感度开始下降，表现在视物的精细感下降，暗适应能力下降和视野缩小。

（4）辅助检查，主要包括视力和视觉检查、眼底镜检查等。① 视力和视觉检查：了解老年人的屈光状态和有无视野缺损。② 眼底镜检查：了解有无白内障、青光眼、老年性黄斑变性和视网膜病变等。

二、常见的护理诊断/问题

（1）视觉下降：与白内障、青光眼、糖尿病性视网膜病变、老年性黄斑变性等有关。

（2）有受伤的危险：与视觉下降有关。

（3）自理缺陷：与视力减退有关。

（4）社交隔离：与视力减退有关。

三、护理措施

1. 一般护理

（1）环境：老年人生活的环境中物品放置要固定、有序，使用的物品应简单、特征性强。居室内阳光要充足，温度、湿度适宜，避免强光刺激，晚间宜用夜视灯。

（2）饮食：宜清淡、低脂饮食，多食富含维生素的水果、蔬菜、牛奶及鱼类食品。青光眼患者为防止眼压升高，每次饮水量应不超过 250 mL，每日饮水量应不超过 2 000 mL。

（3）休息与活动：保证充足的睡眠，适当活动，劳逸结合。外出活动应在白天进行，光线强烈时，宜佩戴抗紫外线的太阳镜。

（4）保护视力：尽量不要长时间在昏暗环境中阅读和工作，室外光线强烈时，须佩戴抗紫外线的有色眼镜，或戴有檐帽或用遮阳伞。看书、看报纸、看电视时间不宜过长，以避免用眼过度而致疲劳。

2. 眼部手术的护理

白内障、闭角型青光眼均应手术治疗，应做好手术前后的护理。

（1）手术前护理：① 向患者讲解手术的必要性、安全性及手术过程，使患者了解术前、术中、术后应注意及配合的事项。② 做好术前准备，做好眼部检查及全身检查。③ 对自理缺陷的患者给予生活护理。④ 病房应保持安静、清洁、通风，营造一个舒适的环境。⑤ 由于老年眼疾病患者年龄大、视力差、行动不便，给患者带来了社交及心理障碍，故应对患者进行细致的关怀及心理护理，使其保持乐观情绪，积极配合手术。

（2）手术后护理：① 患者术后卧于健侧，避免对患侧施压，以免伤害正在愈合的组织。② 眼部术后患者常有自理缺陷，应给予生活护理。③ 注意观察有无头痛、眼痛、恶心等症状。④ 给予易消化半流质饮食，禁烟、酒、浓茶及辛辣刺激性食物。⑤ 用消毒棉签和温开水清洁眼睛，指导患者术后戴眼罩。⑥ 避免使眼压升高的各种因素，如咳嗽、举重物、屏气、下蹲、用力排便等。⑦ 保持机体水、电解质代谢平衡。

3. 心理护理

帮助老年人消除焦虑心理，减轻对愈后的恐惧感，保持良好的精神状态，以提高机体抗病能力。

4. 健康指导

（1）积极治疗与视觉功能改变有关的全身性慢性疾病和眼科疾病。

（2）定期接受眼科检查。近期自觉视力减退或眼球胀痛伴有头痛的老年人，应立即做眼部检查。糖尿病、心血管疾病患者应每半年检查一次，对于无糖尿病、心血管疾病史和家族史且无近期自觉视力减退，年龄>65岁者应每年检查一次。

（3）指导老年人患者正确使用滴眼剂。

（4）指导老年人及时配镜，帮助其选择合适的镜架和镜片。配镜前先要验光，确定有无近视、远视和散光，然后再确定配镜度数。戴镜后如出现头痛、头晕、视物模糊等情况，应及时予以处理。

第九节　营养缺乏（消瘦）

营养缺乏是指机体肌肉和脂肪组织储备不足，体重较标准体重下降10%以上。由于生理、社会、经济等因素的影响，使老年人较易发生营养缺乏性疾病，以消瘦最为常见。营养缺乏可使老年人的免疫功能下降，对老年人身心健康造成很大危害。

一、护理评估

1. 健康史

重点了解病人近期进食情况、情绪、患病情况、服药情况、精神状态等。

2. 身体状况

除原发疾病的症状、体征外，还可表现为疲倦、烦躁、体重减轻、抵抗力降低、伤口难以愈合。严重者出现低蛋白血症、营养性水肿等。

3. 辅助检查

（1）体重指数（BMI）的计算：BMI=体重(kg)/身高(m)^2。BMI 在 17～18.4 为轻度消瘦，BMI 在 16～16.9 为中度消瘦，BMI<16 为重度消瘦。

（2）血清蛋白质含量测定：清蛋白（克/升）2.9～3.5 为轻度营养不良，2.1～2.8 为中度营养不良，<2.1 为重度营养不良。

二、常见的护理诊断/问题

（1）营养失调，低于机体需求：与味觉、嗅觉减退，服药所致的食欲减退、恶心、能量代谢增加以及继发性厌食、沮丧、社会隔离、酗酒等有关。

（2）活动无耐力：与糖、脂肪、蛋白质代谢紊乱有关。

三、护理措施

1. 饮食护理

根据营养不良的程度，选择合适途径，有计划地补充足够的蛋白质和热量。烹调时注意食物的色、香、味，隔周测体重 1 次。并根据医嘱定期测定血清蛋白浓度及清蛋白与球蛋白的比值。

2. 控制原发病

积极治疗原发病，增强病人的免疫力。药物引起的营养不良，应遵医嘱调整药物的剂量与品种。

3. 健康指导

（1）帮助老年人及其家属了解消化系统老化的特点及老年人营养代谢

和营养需求的特点。

（2）指导老年人养成良好的饮食习惯。

（3）指导老年人根据自己的年龄、体力和兴趣爱好，适当进行活动锻炼，以改善情绪，增进食欲。

第十节　口腔干燥症

口腔干燥症（简称口干）是指因唾液分泌减少引起的口腔干燥状态或感觉，其症状主要表现为口腔干燥、异物感、灼烧感、味觉减退，严重时出现嘴唇干裂、咽喉灼痛等。口腔干燥症多发于老年人，是老年人常见病之一。老年性口腔干燥症并非是一种独立的疾病，而是多种生理或病理性改变的继发症状，因此，只有掌握了导致口干的各种原因，才能有针对性地治疗和改善口干症状。

一、护理评估

1. 健康史

评估时应重点了解以下情况。

（1）生理因素：老年人由于身体内组织器官衰老退变，唾液腺功能衰退，唾液分泌减少，所以口腔干燥在老年人常见，尤其是夜间加重。

（2）病理因素：如慢性炎症、肿瘤等影响唾液腺功能可造成口干，其他疾病如糖尿病、甲亢、贫血等都会引起不同程度的口干。其中干燥综合征、糖尿病、贫血等是老年人的常见病，故老年性口腔干燥症病理性居多。

（3）药物因素：如抗抑郁症药、抗精神疾病药、胃药、降压药、镇静安眠药、利尿剂、止咳平喘药等，服用后会抑制唾液分泌而导致药源性口干。老年人由于大多身患多种慢性疾病，常因服用这些药物引起口干。

2. 身体状况

老年性口腔干燥症使唾液分泌少，自洁作用减弱，会导致多种口腔疾病如龋齿、口腔溃疡、霉菌性口腔炎、口角炎等疾病的发生。同时，口干还会加重原有的口腔炎症，影响正常食欲，导致睡眠障碍。

3. 辅助检查

根据病情采取必要的检查，以了解疾病状况。

二、常见护理诊断/问题

（1）有感染的危险：与唾液分泌减少所致的口腔自洁能力下降、口腔黏膜溃疡有关。

（2）营养失调，低于机体需求：与唾液分泌减少所致的龋齿、牙列缺失、吞咽困难有关。

三、护理措施

1. 采取有益于唾液分泌的措施

对服用药物所致的唾液减少，应减少药物剂量或更换其他药物。如唾液腺尚保留部分分泌功能，可咀嚼无糖型口香糖、含青橄榄 或无糖的糖果以刺激唾液分泌。患干燥综合征的老年人，应多食用滋阴清热生津的食物，饮食以少量多餐为宜，忌食辛辣、香燥、温热食品，严禁吸烟。

2. 保持口腔清洁

早晚正确刷牙、餐后漱口，养成餐后使用牙线的习惯。有口腔溃疡者，可经常用金银花、白菊花或乌梅甘草汤等代茶泡服或漱洗口腔。

3. 重视对牙齿、牙龈的保健

养成每日叩齿、按摩牙龈的习惯，保持牙齿的稳固。每年做1～2次牙科检查，及时治疗口腔疾病，修复缺损牙列，每年做1～2次洁齿治疗促进牙龈的健康。少食甜食，睡前不吃糖果、糕点。

4. 健康指导

（1）指导患者要常漱口、多饮水，饮水宜每次少量、多次饮用，以湿润口腔缓解口干症状。

（2）戒烟戒酒，特别是夜间入睡前不要饮酒和吸烟，以免引起呼吸道充血或发炎。

（3）积极参加体育锻炼，如散步、慢跑、打太极拳等活动，以增强肺活量和体质，减缓衰老。

（4）指导患者正确的刷牙方法，并选择合适的牙刷，养成每日叩齿、按摩牙龈的习惯，以促进牙体和牙周血液循环。

第九章 老年常见疾病患者的护理

第一节 老年高血压患者的护理

老年高血压是指 60 岁以上的老年人在未使用抗高血压药物的情况下，血压持续或非同日血压持续在收缩压（SBP）≥140 mmHg（18.7 kPa）和（或）舒张压（DBP）≥90 mmHg（12.0 kPa）3 次以上，同时伴有心、脑、肾等重要脏器的损害。老年高血压是导致老年人脑卒中、冠心病、充血性心力衰竭、肾衰竭和主动脉瘤发病率和死亡率升高的主要危险因素之一，是老年人最常见疾病和致残致死的主要原因。随着年龄的增长，其患病率逐年增加。

一、护理评估

1. 健康史

（1）内在因素：包括与血压有关的各种老化因素，如血管粥样与纤维性硬化的程度、激素反应性减低的情况以及压力感受器敏感性的变化等。

（2）外在因素：各种不良的生活方式，如缺乏体育锻炼、超重、饮酒、高盐饮食等。

2. 身体状况

老年高血压的表现与中青年有所不同，具体见于以下几方面。

（1）以收缩压升高为主：收缩压随着年龄增长而增高，舒张压降低或不变，由此导致脉压差增大。老年人高血压中半数以上是单纯收缩期血压升高。

（2）血压波动性大：老年人的收缩压、舒张压和脉压差的波动均明显增大。尤其是收缩压，1天内波动可达 40 mmHg，舒张压波动可达 20 mmHg，1 年内收缩压波动可达 110 mmHg，约 1/3 患者表现为冬季高、夏季低。80 岁以上高龄老人血压的昼夜节律常消失。较大的血压波动性使老年人易发生直立性低血压，且恢复的时间较长。

（3）症状少而并发症多：在靶器官明显损害前，半数以上老年高血压患者无症状，因而缺乏足够重视，常导致并发症的发生和病情进展。由于器官老化、长期高血压加重了对靶器官的损害，所以老年高血压患者的并发症发生率高达 40%，其中冠心病、脑卒中为常见且严重的并发症，其发生与血压密切相关。收缩压升高 10~12 mmHg 或舒张压升高 5~6 mmHg，脑卒中的危险就增加 35%~40%，冠心病意外增加 20%~25%。

（4）与其他疾病并存：老年高血压常与糖尿病、高脂血症、动脉粥样硬化、前列腺增生、肾功能不全等疾病共存并相互影响，使其治疗变得更为复杂，致残、致死率增高。

3. 心理-社会状况

老年高血压患者由于躯体症状的影响可出现不同程度的紧张、焦虑、抑郁等心理反应。

4. 辅助检查

老年高血压患者在心电图、胸部 X 线、眼底检查等方面表现与一般成人高血压没有区别。不同点为：① 24 小时动态血压检测，老年患者血压波动性较大，有些高龄老人血压昼夜节律消失。② 血脂、血糖检测，老年高血压患者常合并有高血脂、高血糖。③ 内分泌检测，老年高血压多为低肾素型，表现为血浆肾素活性、醛固酮水平、β 受体数目及反应性均低。

二、 常见护理诊断/问题

（1）慢性头痛：与血压升高所致的脑供血不足有关。
（2）活动无耐力：与血压升高所致的心、脑、肾循环障碍有关。
（3）有外伤的危险：与高血压时视物模糊或意识障碍、降压药引起的低血压反应有关。

三、护理措施

治疗和护理的主要目标是将血压调整至适宜水平，最大限度地降低心血管病死亡和致残的危险，延长老年高血压患者的生命，提高生活质量。具体措施如下：

（一）一般护理

1. 环境舒适

不良环境刺激可加重老年高血压患者病情，应保持良好的生活环境，如干净整洁、温湿度适宜、光线柔和等，以利于老人充分休息。护理操作应相对集中，动作轻巧，尽量避免影响老人休息。

2. 运动适当

根据老年高血压患者危险性分级来确定活动量。极高危组患者需绝对卧床休息；高危组以休息为主，可根据身体耐受情况，指导其做适量的运动；中危及低危组患者应选择适合自己的运动方式，坚持运动，运动量及运动方式的选择以运动后自我感觉良好、体重保持理想为标准。

3. 病情监测

老年人血压波动较大，所以应每日定点、多次测量血压。又因为老年人易发生直立性低血压，故测血压时必须强调测量立位血压。同时注意观察有无靶器官损伤的征象。

（二）用药护理

老年高血压的治疗指南应遵循以下的顺序：

（1）治疗前检查有无直立性低血压。

（2）选择对并发症有益的药物，具体选择的原则是：无并发症者选用噻嗪类利尿剂与保钾利尿剂；如需第二种药，则用钙拮抗剂；除非有强适应证，不宜应用β受体阻滞剂。

（3）从小剂量开始，逐渐递增。

（4）应用长效剂型，每日1次。

（5）避免药物间的相互作用，尤其是非甾体消炎药等非处方药。

（6）注意观察不明显的药物副作用，如虚弱、眩晕、抑郁等。

（7）为防止血压过低，应随时监测血压。临床常用的一线抗高血压药物有 6 大类，老年高血压患者对这些药物的适应性及可能出现的副作用见表 9-1。

表 9-1　老年高血压患者对不同药物的适应性以及可能出现的副作用

降压药类型	老年高血压患者适应性	可能出现的副作用
利尿剂	低剂量利尿剂，特别是噻嗪类是治疗老年高血压的首选药物，特别适用于老年单纯收缩期高血压（ISH）患者	低钾血症、胃肠道反应、高血糖、高尿酸血症等
钙通道阻滞剂（CCB）	对老年高血压尤其有效，可作为一线降压药物	下肢水肿、头晕、头痛、心动过速等。心脏传导阻滞和心力衰竭者禁用非二氢吡啶类钙拮抗剂
血管紧张素转换酶抑制剂（ACEI）	用于老年高血压可降低心脏前后负荷、不增加心率、不降低心脑肾血流、不引起直立性低血压、无停药反跳现象	咳嗽、血管性水肿、低血压、肾脏损害及高血钾等症状
血管紧张素 II 受体阻滞剂（ARB）	具有强效、长效、平稳降压的特点，对老年 ISH 有效	副作用少，极少发生咳嗽
β 受体阻滞剂	对老年高血压疗效差。但适用于老年高血压合并心绞痛且心率偏快者，尤其是心肌梗死的二级预防	疲乏、耐力降低。心脏传导阻滞、周围血管病、呼吸道阻塞性疾病应慎用或禁用
α 受体阻滞剂	适用于老年高血压合并血脂异常、糖耐量异常及周围血管病，尤其是有前列腺增生、排尿障碍者	直立性低血压、晕厥、心悸等

（三）心理护理

老年高血压患者的情绪波动会进一步加重病情，故应鼓励老人使用正向的调适方法，如通过与家人、朋友建立良好的关系得到情感支持，从而获得愉悦的感受。

（四）健康指导

1. 健康教育

对老人进行面对面培训，增强其有关高血压的知识、技能和自信心，使老人明确定期检测血压、长期坚持治疗的重要性，避免出现不愿服药、不难受不服药、不按医嘱服药的三大误区，养成定时、定量服药，定时、定体位、定部位测量血压的习惯。

2. 生活指导

（1）调整饮食：减少膳食脂肪，补充优质蛋白，增加含钾多、含钙高的食物。减少烹饪用盐及含盐量高的调料，少食各种盐腌食品。多食蔬菜和水果。戒烟酒。

（2）合理安排工作与休息：保持生活规律，保证充足的睡眠，避免过度脑力劳动和体力负荷。保持乐观心态，避免情绪过分紧张或激动。

（3）减轻体重：可通过减少总热量摄入和增加体力锻炼的方法减重。减重速度因人而异，但首次减重最好能达到 5 千克以增加信心。

3. 坚持正规治疗

静脉输液时应滴速<40 滴/分钟，输液量<1 000 毫升/天。长期服用降压药的老年病人，要强调规律用药的重要性，告知病人药物的名称、剂量、用法、疗效与副作用。

4. 康复运动

适当运动不但有利于血压下降，而且可提高其心肺功能。运动方式一定要选择有氧运动，强调选择中小强度、较长时间、大肌群的动力性运动，如步行、太极拳等。运动的强度、时间可参见第五章老年人休息与运动部分。

5. 定期检测

最好家庭自备血压计，每天由家人定时测量血压并记录，尤其是在有自觉症状或情绪波动时，应及时测量，发现血压高于正常应及时服药或到医院就诊。另外，还需定期进行尿常规、血液生化指标、心电图及眼底检查等各种检查。

第二节 老年冠心病患者的护理

冠心病是冠状动脉粥样硬化性心脏病的简称，是指冠状动脉粥样硬化使血管腔狭窄或阻塞，和（或）因冠状动脉功能性改变（痉挛）导致心肌缺血缺氧或坏死而引起的心脏病。其患病率随年龄的增加而增多，70岁以上的老年人几乎都患有程度不同的冠心病。除了年龄因素，老年冠心病的发生与高血压、糖尿病等因素有关，老年女性冠心病的增多还与雌激素水平下降有关。

老年冠心病患者的临床特点表现为：① 病史长、病变累及多支血管，常有陈旧性心肌梗死，且可伴有不同程度的心功能不全。② 可表现为慢性稳定性心绞痛，也可以急性冠脉综合征（包括不稳定性心绞痛、急性心肌梗死及冠心病猝死）为首发症状。③ 常伴有高血压、糖尿病、阻塞性肺气肿等慢性疾病。④ 多存在器官功能退行性病变，如心脏瓣膜退行性变、心功能减退等。由于上述原因，老年冠心病患者发生急性冠脉综合征的危险性相对较大。1979年WHO将冠心病分为无症状性心肌缺血、心绞痛、心肌梗死、缺血性心肌病、猝死5型，其中心绞痛是冠心病最常见的类型，而急性心肌梗死（AMI）在老年人的发病率也较一般成人高，且高龄者AMI的病死率较高，故本节重点介绍老年心绞痛和老年急性心肌梗死的护理。

一、老年心绞痛

老年心绞痛是冠状动脉机械性或动力性狭窄致冠状动脉供血不足，心肌急剧的、暂时的缺血与缺氧所引起的以短暂胸痛为主要表现的临床综合征。90%的老年心绞痛因冠状动脉粥样硬化引起，也可由冠状动脉狭窄或两者并存引起。

（一）护理评估

1. 健康史

劳累、饱餐、受寒、酷热、体力活动和情绪激动、高血压、肺部感染、血糖控制不良等各种并发症是老年心绞痛的常见诱因。

2. 身体状况

老年心绞痛表现多不典型，以不稳定性心绞痛为多。

（1）疼痛部位不典型：疼痛可以在上颌部与上腹部之间的任何部位。其特点是每次发作多在同一部位，因同样原因诱发。

（2）疼痛性质不典型：由于痛觉减退，其疼痛程度往往较轻，而疼痛以外的症状，如气促、疲倦、喉部发紧、左上肢酸胀、胃灼热等表现较多。且会有无症状心肌缺血的发生。

（3）体征少：大多数老年心绞痛患者可无阳性体征。

3. 辅助检查

（1）心电图检查：老年心绞痛患者最常见的心电图异常是非特异性的ST-T改变，即心绞痛发作时一过性的完全性左束支传导阻滞，常提示有多支冠脉病变或左心功能不全。

（2）活动平板运动试验：该试验阳性结果虽对冠心病诊断有一定价值，但老年人可因肺功能差或体力不支而影响结果判断。

（3）核素心肌显像检查：可早期显示缺血区的部位和范围，结合其他临床资料，对老年心绞痛诊断有较大价值。

（4）冠状动脉造影：此检查不但可以确诊或排除冠心病，而且对患者是否需做冠脉血运重建也是必不可少的检查手段。

4. 心理-社会状况

评估老人有无因心脏缺血所引起的恐惧、抑郁，有无因对病情及预后不了解而产生焦虑反应；了解老人的家庭成员能否支持配合医护方案的实施。

（二）常见护理诊断/问题

（1）急性/慢性疼痛：与心肌缺血、缺氧有关。
（2）活动无耐力：与心肌供血、供氧不足有关。

（3）知识缺乏：与缺乏控制诱发因素及药物应用的知识有关。

（4）潜在并发症：心肌梗死。

（三）护理措施

老年人心绞痛的治疗和护理目标是控制心绞痛的发作，提高运动耐量，延缓冠脉粥样硬化的进展，改善生活质量。

1. 发作期护理

严密观察胸痛的特点及伴随症状，随时监测生命体征、心电图的变化，注意有无急性心肌梗死的可能。心绞痛发作时，嘱病人立即停止活动，取坐位或半卧位休息，立即舌下含服硝酸甘油或硝酸异山梨酯，缓解疼痛。稳定病人情绪，指导病人放松，缓解焦虑和恐惧。同时注意观察用药反应，必要时间歇吸氧。

2. 缓解期护理

（1）遵医嘱用药：硝酸酯制剂、β受体阻滞剂、钙拮抗剂、阿司匹林等。

（2）合理饮食：选择低脂、低胆固醇，富含蛋白质、维生素C的食物，避免食用过多的动物性脂肪和高胆固醇食物，严禁暴饮暴食，戒烟酒。

（3）生活规律：保持乐观、愉快情绪，避免过劳和情绪激动；劳逸结合，适当运动，如散步、慢跑、游泳、打太极拳等有氧运动，有助于促进侧支循环的建立；保证充足睡眠。

3. 用药护理

老年心绞痛治疗所使用的药物种类与一般成人相同，但在使用的细节上要注意结合老年人的特点。

（1）硝酸酯类：老年心绞痛患者的常备药，对缓解心绞痛最为有效。针对老年人口干的特点，口服硝酸甘油前应先用水湿润口腔，再将药物嚼碎置于舌下，这样有利于药物快速溶化生效，有条件的老人最好使用硝酸甘油喷雾剂。首次使用硝酸甘油时宜平卧，因老年人易出现减压反射导致血容量降低。

（2）β受体阻滞剂：应遵循剂量个体化的原则，从小剂量开始，使心率维持在55次/分钟以上。老年人用药剂量应较中年人小。伴有慢性阻塞性肺病、心力衰竭或心脏传导病变的老年人对 β 受体阻滞剂很敏感，易出现副作用，故应逐渐减量、停药。

（3）钙拮抗剂：钙拮抗剂可引起老年人低血压，应从小剂量开始使用。长效制剂氨氯地平的血药浓度与肾功能损害无关，故可适用于老年心绞痛合并高血压的患者。维拉帕米有明显的负性肌力和负性传导作用，用于老年心绞痛治疗时应密切观察其副作用。

（4）血小板抑制剂：除了临床上使用较广的阿司匹林、噻氯匹定、氯吡格雷外，糖蛋白Ⅱb/Ⅲa（GPⅡb/Ⅲa）被认为是抗血小板治疗最有希望的一类药，老年人使用不会增加颅内出血的危险性。在使用血小板抑制剂期间应密切观察有无出血倾向，定期监测出、凝血时间及血小板计数。

（5）他汀类降脂药：具有降脂、抗炎、稳定动脉粥样硬化斑块和保护心肌的作用。对于伴有高脂血症的老人，应坚持使用此类药物治疗。

4．心理护理

老人的负性情绪往往来自对疾病的不合理认知，如冠心病等于不治之症等，可通过对疾病本质和预后的讲解改善其不合理认知。也可以指导患者通过自我暗示改变消极心态，如告诫自己沉着、冷静、暗示自己"心绞痛可以战胜"等。

5．健康指导

健康指导应采取综合性的措施，包括控制病情发展，恢复、维持和增强患者躯体功能及社交能力。

（1）让病人了解心绞痛发作规律，去除诱因如劳累、寒冷刺激、饱餐、用力排便、排尿、情绪激动等，加强宣传教育。

（2）有心绞痛发作史的老年人应随身携带保健药盒（内有硝酸甘油、亚硝酸异戊酯、硝苯地平、地西泮）。硝酸甘油应半年更换 1 次，以保证药效。

（3）夜间发作时可让病人坐起或两足下垂以缓解症状。

（4）对病人说明情绪对疾病的影响，切忌情感压抑，改变不良个性，克服不良情绪，天气转冷时注意防寒保暖；及时控制各种并发症。

（5）日常生活中指导患者养成少食多餐的习惯，多食用蔬菜水果及含维生素丰富的食物如豆芽菜等，以保持每日粗纤维不少于 10 克为好，对降低胆固醇、保持大便通畅有利。提倡冠心病病人喝硬水（无机盐、钙、镁等含量高），对保护心脏有利。避免暴饮暴食并戒烟限酒。

二、老年急性心肌梗死

老年急性心肌梗死是在冠状动脉粥样硬化的基础上，冠脉内斑块破裂出血、血栓形成或冠状动脉严重持久地痉挛，发生冠状动脉急性阻塞，冠脉血供急剧减少或中断，相应心肌发生持续而严重的缺血，引起部分心肌缺血性坏死。老年急性心肌梗死的发生率明显高于中青年。

（一）护理评估

1. 健康史

（1）外部因素：缺乏体育锻炼及社交活动是老年人 AMI 的主要危险因素。老年 AMI 发作的诱因少于中青年，常可在休息或睡眠过程中发生。另外，发热和感染（大多为呼吸道感染）也是老年人尤其是高龄老人的常见诱因。

（2）内在因素：大部分老年 AMI 患者存在多支血管的严重病变，3/4 粥样斑块有破溃出血，继发血栓形成。另外，老年患者因神经体液调节障碍导致代谢产物血栓素 A2 增多，其可诱发冠状动脉强烈痉挛。

（3）发病特点：老年 AMI 患者的发病表现差异较大，1/3 患者发病急骤，约 1/2 症状轻微，应仔细评估，防止延误病情。

2. 身体状况

（1）症状不典型：有典型临床症状的老年 AMI 患者不到 1/3，高龄老人更少。胸痛轻微，伴有糖尿病的高龄老人可无胸痛，有的老人表现为牙、肩、腹等部位的疼痛或出现胸闷、恶心、休克、意识障碍等表现。AMI 首发症状中，胸痛随增龄而减少，气促、意识障碍随增龄而增多。

（2）并发症多：老年 AMI 患者各种并发症的发生率明显高于中青年，其中室壁瘤的发生率是中青年的 2 倍，70 岁以上的心肌梗死患者心脏破裂的发生率较中青年高 3 倍，水电解质失衡发生率为 56.7%（中青年为 31.3%），院内感染发生率为 20.4%（中青年为 5.7%）。

（3）其他特点：老年 AMI 病程长，长期慢性缺血有助于侧支循环的建立，因此老年 AMI 患者非 Q 波性心肌梗死（NQMI）较多。且再梗及梗死后心绞痛发生率高，易发生心肌梗死扩展。

3. 心理-社会状况

老年 AMI 因发病急骤和病情严重会造成患者及家属强烈的恐惧和慌乱。患者可表现为语调低沉、不敢活动，担心死亡降临；家属常常神情紧张、手足无措。有的患者或家属外表看似平静，但实际内心的恐惧却非常强烈。

4. 辅助检查

（1）心电图检查。除特征性、动态心电图的改变外，老年 AMI 患者的心电图可仅有 ST-T 改变，且无病理性 Q 波。

（2）心肌酶的检测。老年 AMI 患者的心肌酶可显示出不同于中青年的特点：肌酸激酶（CK）、天门冬酸氨基转移酶（AST）及乳酸脱氢酶（LDH）峰值延迟出现，CK 和 AST 峰值持续时间长，CK 峰值低。

（3）其他检查。血常规、血沉检查可反映组织坏死和炎症反应情况；冠脉造影对判断病变部位、病变程度、侧支循环建立情况及选择治疗方案具有重要价值。

（二）常见护理诊断/问题

（1）急性疼痛：与心肌缺血坏死有关。
（2）活动无耐力：与心排血量减少有关。
（3）恐惧：与病情危重有关。
（4）潜在并发症：心源性休克、心力衰竭、心律失常、猝死。

（三）护理措施

老年 AMI 的治疗和护理目标是挽救濒死的心肌，防止梗死扩大，保护和维持心脏功能，减少并发症的危害，使老人度过急性期后尽可能多保持有功能的心肌。

1. 监　护

安置病人于冠心病监护病房（CCU），连续监测血压、心电图、呼吸 5～

7天，及时发现各种心律失常，同时注意有无尿量、意识等改变。

2. 休　息

病室保持安静、舒适，限制探视，保证病人充足的休息和睡眠时间。根据病情病人取半卧位或平卧位。第1~3天绝对卧床休息，以减轻心脏负荷，降低心肌耗氧量，病情稳定后逐渐增加活动量以促进心功能恢复和心脏侧支循环的建立。无并发症者发病后2~3天协助其翻身，活动肢体，以防止了发生坠积性肺炎、便秘、深静脉血栓形成。

3. 饮食护理

给予清淡、低钠、低脂、低胆固醇、富含维生素、纤维素、易消化的半流质饮食，以少量多餐为宜，不宜过饱。

4. 预防便秘

保持大便通畅，避免用力排便，清晨空腹饮水一杯或起床前顺时针腹部按摩，同时做缩肛动作10~20次。

5. 用药护理

（1）溶栓治疗及护理：脑出血是老年人溶栓治疗时最大的危险因素，对接受急性溶栓治疗的老年AMI患者，应密切观察有无头痛、意识改变及肢体活动障碍，注意血压及心率的变化，及时发现脑出血的征象。

（2）急性介入治疗护理：老年AMI患者介入治疗的并发症相对较多，应密切观察有无再发心前区痛，心电图有无变化，及时判断有无新的心肌缺血性事件发生。

（3）常规药物治疗及护理。① 镇痛剂：老年患者对吗啡的耐受性降低，使用时应密切观察有无呼吸抑制等不良反应，对伴有阻塞性肺气肿等肺部疾患者忌用咖啡，② 抗凝制剂：阿司匹林能降低AMI的死亡率，大于70岁的老人受益更大，已成为老年AMI的标准治疗用药，但老年人在使用过程中要注意观察胃肠道反应及有无出血。③ β受体阻滞剂：早期应用可降低老年AMI的死亡率。可选用对心脏有选择性的比索洛尔或美托洛尔，从小剂量开始逐渐增量，以静止心率控制在60次/分钟为宜。④ 血管紧张素转换酶抑制剂（ACEI）：可有头晕、乏力、肾功能损害等副作用，故老年

AMI 患者应使用短作用制剂，从小剂量开始，几天内逐渐加至耐受剂量，且用药过程中要严密监测血压、血清钾浓度和肾功能。

（4）并发症治疗及护理。① 并发心律失常：老年 AMI 窦性心动过缓发生率高于中青年，而老年人多患有前列腺增生或青光眼，用阿托品治疗时易发生尿潴留和青光眼急性发作；用异丙肾上腺素治疗可导致室性心律失常甚至扩大梗死面积，故应慎重并密切观察。② 并发心力衰竭：利尿剂对 AMI 伴中度心衰有较好疗效，但老年人过度利尿可引起头晕、心慌等不良反应，故应尽量口服给药；老年人易发生洋地黄中毒，故在选用快速制剂和控制剂量的基础上，还应动态监测肾功能和电解质；老年患者对多巴胺易产生依赖性，不宜长期使用。③ 并发心源性休克：有适应证者应立即溶栓或介入治疗，可明显降低死亡率。

6. 心理护理

急性期注意安慰病人，消除紧张、恐惧心理。向病人介绍本病的知识和监护室的环境。医护人员工作应紧张有序，避免因忙乱带给老人及其家属的不信任和不安全感。指导病人放松技术，分散注意力，必要时遵医嘱给予镇静剂。

第三节　老年脑卒中患者的护理

脑卒中又称脑血管意外，是指脑血管疾病的患者因各种诱发因素引起脑内动脉狭窄、闭塞或破裂，而造成急性脑血液循环障碍，临床上表现为一过性或永久性脑功能障碍的症状和体征。脑卒中分为缺血性和出血性两大类，缺血性包括短暂性脑缺血发作和脑梗死，出血性包括脑出血和蛛网膜下腔出血。老年人脑卒中以脑梗死和脑出血为主。

一、老年脑梗死

脑梗死是局部脑组织因血液灌注障碍而发生的变性坏死，常表现为急性起病的局灶性神经功能障碍。其发生率占脑血管病的 60% ~ 70%，且发生率随着年龄的增大而增加，是导致老年人致死致残的主要疾病之一。脑梗死主要包括脑血栓形成和脑栓塞两大类，其中脑血栓形成占脑卒中的60%，脑栓塞约占脑卒中的 5% ~ 20%。

老年人脑梗死是多种危险因素共同作用的结果，主要包括以下几个方面。① 动脉粥样硬化随增龄加重：动脉粥样硬化是老年人脑梗死的根本原因。脑栓塞最常见的病因是主动脉弓及其分支大动脉的粥样硬化斑块及血栓的脱落。② 疾病的影响：如短暂性脑缺血发作（TIA），尤其是椎动脉系TIA 是老年人脑梗死的重要危险因素。另外，老年人无瓣膜病变的房颤可引起脑梗死的发生。③ 其他因素：包括高血压、糖尿病、高脂血症、高黏血症、吸烟、冠心病及精神状态异常等。

（一）护理评估

1. 健康史

动脉粥样硬化是脑血栓形成与脑栓塞的共同病因，高血压、糖尿病、高脂血症、高黏血症、吸烟、冠心病及精神状态异常等导致或加重动脉粥样硬化的因素都与老年脑梗死的发生有关，应注意评估老人有无此方面的基础病变。

2. 身体状况

老年人脑梗死的临床特点有以下表现。

（1）脑血栓形成表现：约 25%老人发病前有 TIA 发作史，多在睡眠或安静状态下起病。发病时一般神志清楚，局灶性神经系统损伤的表现多在数小时或 2 ~ 3 天内达高峰，且因不同动脉阻塞表现各异，其中大脑中动脉闭塞最为常见，可出现典型的"三偏"症状：对侧偏瘫、偏身感觉障碍、同向偏盲；若主干急性闭塞，可发生脑水肿和意识障碍；若病变在优势半球常伴失语。

（2）脑栓塞表现：老年脑栓塞发作急骤，多在活动中发病，无前驱症状，意识障碍和癫痫的发生率高，且神经系统的体征不典型。部分患者有脑外多处栓塞证据，如肺栓塞、肾栓塞或下肢动脉栓塞等。

（3）无症状性脑梗死多见：在 65 岁以上的人群中，无症状性的脑梗死的发生率可达 28%。

（4）并发症多：老年人常由于多病并存，心、肺、肾功能较差，常易出现各种并发症，如肺部感染、心力衰竭、肾衰竭、应激性溃疡等，使病情进一步加重。

3. 心理-社会状况

老年脑梗死因病情危重不但会造成患者及家属的恐惧和忧虑，而且因功能障碍会加重患者的悲观、无能为力感。另外，脑梗死较高的致残率对家庭成员的照顾能力也提出了更高的要求。

4. 辅助检查

（1）头颅 CT 检查：可显示脑梗死的部位、大小及数量等，梗死区为低密度影。

（2）核磁共振（MRI）检查：比 CT 更早发现梗死灶，尤其对脑干及小脑梗死的诊断率高。

（3）数字减影血管造影（DSA）检查：可显示动脉闭塞或狭窄的部位和程度，还可显示颅内动脉瘤和血管畸形。因其无创性尤其适合老年人脑梗死的辅助检查。

（4）经颅血管多普勒（TCD）检查：可测定颅底动脉闭塞或狭窄的部位和程度，对血管狭窄引起的 TIA 诊断有帮助。

（5）单光子发射 CT（SPECT）检查：放射性核素与 CT 相结合的一种新技术，可更早发现脑梗死、定量检测脑血流量和反映脑组织的病理生理变化。

（二）常见护理诊断/问题

（1）躯体活动障碍：与偏瘫或肌张力增高有关。
（2）语言沟通障碍：与意识障碍或病变累及语言中枢有关。
（3）生活处理能力缺陷：与偏瘫、认知障碍有关。
（4）有外伤的危险：与癫痫发作、偏瘫、平衡能力降低有关。
（5）潜在并发症：肺炎、泌尿系感染、消化道出血、压疮、失用综合征。

（三）护理措施

治疗和护理的目标是改善梗死区的血液循环，尽可能恢复神经功能，预防急性期并发症的发生，预防脑卒中复发。尽早实施系统化康复指导，提高患者的生活质量。具体措施如下：

1. 一般护理

（1）安静的环境：安静舒适的环境，既有利于老人的身心健康，又便于护理人员与老人之间有效沟通。

（2）氧疗：间歇给氧，呼吸不畅者及早采用气管插管或气管切开术。

（3）病情监护：密切观察患者意识、瞳孔、生命体征、肌力、肌张力的变化，加强血气分析、心电图、血压的监测，防止低氧血症、心律失常及高血压的发生。

（4）皮肤护理：长期卧床者应定时翻身并按摩肢体，防止压疮发生。

（5）饮食护理：喂食时患者应患侧向上，喂食后应做口腔护理，避免吸入性肺炎。变换体位时应在喂食之前或喂食后 2 小时进行，防止呕吐。吞咽困难者可进半流质饮食，且速度应缓慢，因意识不清不能进食时，可通过静脉或鼻胃管给予营养。

（6）保持肢体功能位：患者侧卧时患侧向上，功能位摆放舒适，用枕头垫稳，床尾放硬物或沙袋将患足顶住防止足垂，手心握皮球防止手指挛缩，患肢侧卧翻身间隔时间缩短为 1 小时为宜。

2. 预防并发症

为预防肺炎、泌尿系感染、肺静脉血栓形成和肺栓塞等并发症的发生，应指导老年患者尽量早期下床活动，日常生活活动尽量自己动手，必要时予以协助，尤其应做好个人卫生。尽量避免导尿以免尿路感染。

3. 用药护理

老年脑梗死的治疗主要包括溶栓、抗凝、抗血小板聚集、降颅压。

（1）溶栓剂：在患者起病 3～6 小时使用可使脑组织获得再灌注，常用药物为尿激酶、重组型纤溶酶原激活剂，该类药物最严重的副作用是颅内出血，在使用期间应严密观察患者生命体征、瞳孔、意识状态的变化，同时注意其他部位有无出血倾向。

（2）抗凝剂：可减少 TIA 发作和防止血栓形成，常用药物为肝素和华法林。用药期间应严密监测凝血时间和凝血酶原时间。肝素皮下注射拔针时应延长按压时间，以免出血。

（3）抗血小板聚集药：在急性期使用可降低死亡率和复发率，注意不能在溶栓或抗凝治疗期间使用，常用药物为阿司匹林、噻氯匹定（抵克力得）和氯吡格雷。除了观察有无出血倾向外，长期服用阿司匹林可引起胃肠道溃疡，因此消化性溃疡患者应慎用。

（4）降颅压药：大面积梗死可出现脑水肿和颅内压增高，需要应用脱水剂降颅压，常用药物有甘露醇、呋塞米、人血白蛋白。使用过程中应记录 24 小时出入量；严密监测心、肾功能；使用甘露醇降颅压时，应选择较粗血管，以保证药物的快速输入。

4. 心理护理

应同情并理解病人的感受，鼓励病人表达内心的情感，护理时要耐心、主动照顾病人，做好安慰解释工作，指导并帮助老人正确处理面临的困难，增强战胜疾病的信心。教会家属照顾老人的方法和技巧，引导家属为病人提供宽松和适于交流的氛围。

5. 健康指导

（1）健康教育：向患者及其家属讲解脑梗死的病因、表现、就诊时机及治疗和预后的关系；解释药物的使用方法及副作用；心房纤颤是老年脑栓塞的常见病因，故对心房纤颤的老人可指导其长期预防性使用抗凝剂或抗血小板聚集药。

（2）生活指导：包括饮食、穿衣、如厕。① 饮食：应适当限制脂肪、糖及盐的摄入，少喝咖啡，每餐进食七八分饱。同时为保证营养摄入充分，对吞咽困难者可进半流食，且速度应缓慢，进食后保持坐位 30 ~ 60 分钟，防止食物反流。因意识不清不能进食时，可通过静脉或鼻导管供给营养。为防止食物误入气管引起窒息，进食前要注意休息，避免疲劳增加误吸的危险；进餐时告知老人不要讲话；用杯子饮水时杯中水不能过少，防止杯底抬高饮水增加误吸危险。② 穿衣：指导患者穿宽松、柔软、棉质、穿脱方便的衣服，穿衣时先穿患侧后穿健侧，脱衣时顺序相反。不宜穿系带的鞋子。③ 如厕：训练患者养成定时排便的习惯，如活动障碍，可利用便器在床上排便。可自行如厕者，要有人陪护，以便帮助患者穿脱裤子和观察病情。

（3）康复训练：康复功能训练包括语言、运动及协调能力的训练。① 语言功能训练：可根据患者喜好选择合适的图片或读物，从发音开始，按照字、词、句、段的顺序训练患者说话，训练时护理人员应仔细倾听，善于猜测询问，为患者提供诉说熟悉的人或事的机会。同时要对家属做必要指导，为患者创造良好的语言环境。② 运动功能训练：运动功能的训练一定要循序渐进，对肢体瘫痪患者在康复早期即开始做关节的被动运动，幅度由小到大，由大关节到小关节，以后应尽早协助患者下床活动，先借助平行木练习站立、转身，后逐渐借助拐杖或助行器练习行走。③ 协调能力训练：协调能力训练主要是训练肢体活动的协调性，先集中训练近端肌肉的控制力，后训练远端肌肉的控制力，训练时要注意保证患者的安全。

二、老年脑出血

脑出血指原发于脑实质内的非外伤性血管破裂出血，是影响老年人健康的最严重疾病。

（一）护理评估

1. 健康史

（1）基础疾病：脑出血患者 80%～90%有高血压病史，长期高血压可使脑小动脉管壁呈玻璃样变或纤维素样坏死，弹性降低，脆性增高；长期高血压还可使大脑中动脉的深支豆纹动脉、椎-基底动脉的旁正中动脉等形成微动脉瘤，当血压骤升，就会引起小动脉或动脉瘤的破裂出血。其次，动-静脉畸形血管破裂也是引起脑出血基础病因。少数血液病、动脉炎、淀粉样血管病也会导致脑出血的发生。

（2）用药情况：评估有无使用影响凝血的药物，如患者使用溶栓药、抗凝剂或抗血小板药物，可在跌倒、外伤后引起脑出血的发生。

（3）诱发因素：寒冷、大便用力、饮酒过度、情绪激动等因素均可诱发脑出血。

2. 身体状况

老年人由于脑细胞的代偿能力差，在出血范围相同条件下，其临床表现较中青年严重，恢复差，死亡率高。

（1）神经功能缺失严重：老年人因为脑动脉硬化和脑组织萎缩，导致脑部供血不足。一旦脑出血可产生更严重神经功能缺损，意识障碍多见，癫痫发作率高。据报道，老年人脑出血后 60%～80%有意识障碍，约 50%出现昏迷。

（2）颅内高压症不典型：老年人因为脑组织萎缩对额外颅内容物提供了场所，导致小到中量脑出血不会出现颅内高压的症状。

（3）并发症多：脑出血可引起下丘脑、边缘系统、血管调节中枢受累，同时作为应激反应可使交感神经刺激强化，导致老年人心血管功能紊乱进一步加重，在急性期常出现心肌梗死、心律失常表现。另外，脑出血可影响到内分泌和凝血功能，可出现非酮症高渗性昏迷、血栓性静脉炎、应激性溃疡等并发症。

3. 辅助检查

（1）头颅 CT 检查：作为脑出血的首选检查，能清楚、准确地显示血肿的部位、大小、形态及周围组织情况。脑出血为边界清楚、均匀的高密度影。

（2）核磁共振（MRI）检查：对急性期的幕上及小脑出血诊断价值不如 CT，对脑干出血诊断率高。

（3）数字减影血管造影（DSA）检查：适合于怀疑有脑血管畸形、动脉瘤及血管炎的患者的检查。

（4）经颅血管多普勒（TCD）检查：可测定颅底动脉闭塞或狭窄的部位和程度，对血管狭窄引起的 TIA 诊断有帮助。

（5）脑脊液检查：仅适用于不能进行 CT 检查且临床无颅内压增高的患者。脑出血患者的脑脊液呈洗肉水样。

4. 心理-社会状况

同老年脑梗死患者的心理-社会状况。

（二）常见护理诊断/问题

（1）急性意识障碍：与脑出血引起的大脑功能缺损有关。

（2）清理呼吸道无效：与意识障碍有关。

（3）潜在并发症：脑疝、上消化道出血、心肌梗死、肺部感染、压疮。

（三）护理措施

治疗和护理的目标是防止继续出血，降低颅内压，防治并发症，通过康复训练减少神经功能残疾程度和降低复发率。具体措施如下：

1. 一般护理

（1）环境与休息：保持环境安静，患者取抬高床头 15°~30°，绝对卧床休息，有烦躁、谵妄时加保护性床栏，必要时使用约束带适当约束。

（2）氧疗与降温：保持患者呼吸道通畅，必要时行气管插管或气管切开术。用鼻导管或面罩吸氧，维持动脉血氧饱和度在 90% 以上。发热者可通过戴冰帽、大血管处放置冰袋等方法物理降温，低温可降低脑代谢率，延迟三磷酸腺苷（ATP）的消耗，并减少酸性代谢产物的堆积。

（3）饮食与排便：意识障碍、消化道出血者应禁食 24~48 小时，通过鼻饲保证每日营养需要量，同时每日输液量 2 000 毫升左右，速度不能太快，每日补充氯化钾 1~3 克。卧床期间保持大小便通畅，意识障碍者留置导尿，注意保持导尿管的通畅和清洁。

（4）病情观察：对患者持续心电监护，密切观察其意识、瞳孔、生命体征、尿量等变化，警惕脑疝的发生。

2. 防治并发症

为预防肺部感染，在做好呼吸道管理的同时，对合并意识障碍的老年患者可预防性使用抗生素，感染时则应根据痰培养及药敏试验选用抗生素。为防治应激性溃疡，除密切观察有无消化道出血征象外，可进行胃肠减压及预防性使用 H_2 受体阻滞剂。另外，可通过定期更换体位、保持皮肤清洁等方法防止压疮发生。

3. 用药护理

（1）降颅压药：常用药物为甘露醇，如患者合并心肾功能不全时可用呋塞米。对出血量较大、颅内压增高明显、意识障碍较重或有脑疝时还可选用地塞米松，但注意对合并糖尿病、消化道出血或严重感染的患者禁用糖皮质激素。降颅压药使用过程中注意事项同老年脑梗死的注意事项。

（2）降压药：要根据高血压的原因决定是否使用降压药，如原来血压高、发病后血压更高者才使用降压药。收缩压在 180 mm Hg 以内或舒张压在 105 mmHg 以内可观察而不使用降压药，血压不能降得太低，降压速度也不可太快，以免影响脑灌注压。

（3）止血药：对高血压性脑出血不主张使用止血药，如果是凝血机制障碍引起的脑出血或伴有消化道出血时会使用止血药，使用过程中应防止深静脉血栓的形成。

4. 心理护理

即使在急性期老人意识障碍时，也要及时安慰和鼓励患者，减轻患者的应激反应。同时做好家属的心理疏导，通过相关知识和技能的讲解增强其与患者合作战胜疾病的勇气和信心。

5. 健康指导

（1）健康教育：向患者及其家属介绍可加重病情和引起复发的诱因，指导在生活中尽量避免；指导患者及其家属预防和治疗引起脑出血的原发疾病，如高血压、高脂血症、糖尿病、肥胖症等。

（2）生活指导：参见老年脑梗死的生活指导。

（3）康复训练：参见老年脑梗死的康复训练。

第四节　老年肺炎患者的护理

老年肺炎是指发生于老年人的终末气道、肺泡和间质的炎症。老年人由于免疫功能下降和呼吸系统退行性变，其肺炎的发病率和死亡率远高于中青年，且随增龄几乎呈直线上升。

一、护理评估

（一）健康史

绝大多数老年肺炎由感染所致，病原体及老年人自身状况决定了病情的严重程度。

1. 口腔卫生

如口咽部细菌密度升高，菌群平衡失调，则可通过吸入导致老年肺炎的发生。大部分虚弱高龄的慢性病患者口腔卫生状况较差，细菌滋生较快。据统计，65 岁以上老人口腔革兰阴性杆菌分离率较年轻人高 10 倍。

2. 病原体

细菌感染最常见，老年社区获得性肺炎（CAP）以肺炎链球菌最常见，其次为流感嗜血杆菌、金黄色葡萄球菌、克雷白杆菌等。老年医院内获得性肺炎（HAP）以革兰阴性杆菌最常见。对高龄、衰弱、意识或吞咽障碍的患者，厌氧菌是 CAP 和 HAP 的常见病原菌，且误吸是厌氧菌肺炎的主要原因。另外，老年人也是真菌、病毒的易感者。老年肺炎经常由多种病原体混合感染，其复合感染率高达 40%。

3. 并发症

老年人常常伴发有各种慢性疾病，如神经系统疾病、糖尿病、营养不良、肿瘤等，可使机体免疫功能及上呼吸道防御功能下降。

（二）身体状况

老年肺炎的临床表现大多不太典型，其表现因病原体毒力、原身体状态不同而有较大差异。其主要特点如下：

1. 起病缓慢

主诉较少而含混，常有低热、呼吸急促、心动过速，而半数以上患者无典型高热、咳嗽、咳痰症状。

2. 全身症状较肺部更明显

常表现为食欲减退、乏力、精神萎靡、意识模糊、营养不良等，而胸痛、咳嗽、咳痰相对较轻。

3. 并发症多而重

老年患者因可能存在潜在性的器官功能不全，容易并发呼吸衰竭、心力衰竭、休克、弥散性血管内凝血（DIC）、电解质紊乱和酸碱失衡等严重的并发症。

4. 病程较长

老年肺炎常为多种病原菌合并感染，耐药情况多见，病灶吸收缓慢。

（三）辅助检查

1. 白细胞计数

衰弱、重症和免疫功能低下的老年患者的白细胞总数可以不高，但多有中性粒细胞升高和核左移。

2. X 线检查

80%以上表现为支气管肺炎，少数呈节段性肺炎，而典型的大叶性肺炎较少见。如为金黄色葡萄球菌与厌氧菌性肺炎，则病菌易侵犯胸膜形成脓胸和脓气胸的改变。

（四）心理-社会状况

老年患者会因病程长而引起烦躁或抑郁等情绪反应，同时要注意评估家属有无对患者病情和预后的担忧，家庭的照顾和经济能力能否应对。

二、常见护理诊断/问题

（1）清理呼吸道无效：与痰液黏稠及咳嗽无力或无效有关。
（2）气体交换受损：与肺炎所致的呼吸面积减小有关。
（3）潜在并发症：呼吸衰竭、心力衰竭、感染性休克。

三、护理措施

治疗和护理的目标是提高患者机体抵抗力，去除诱因，改善呼吸道的防御功能；积极防治并发症，促进康复，减少老年肺炎的死亡率。具体措施如下：

（一）一般护理

1. 环境与休息

保持室内空气新鲜，温度控制在 18 ~ 25 ℃ 为宜。住院早期应卧床休息，如并发休克者取仰卧中凹位，同时给予高流量吸氧。

2. 呼吸与饮食

鼓励和指导患者有效呼吸，衰弱或重症者应定时翻身、叩背，必要时吸痰。饮食宜清淡易消化，含高热量、足够蛋白质、充分维生素及水分，注意少量多餐。

3. 病情观察

老年肺炎并发症相当多见，并且严重地影响预后，故应密切观察患者的神志、呼吸、血压、心率及心律等变化，警惕呼吸衰竭、心力衰竭、休克等并发症。

（二）用药护理

须及早给予抗生素，抗生素的使用原则为早期、足量、针对致病菌选药、重症者联合用药、适当延长疗程。因口服吸收不稳定，宜注射给药。老年人往往存在肝肾功能不全，在使用经肝肾排泄的抗菌药物时应慎重或减量。注重抗菌药物使用的个体化，对高龄、衰弱、伴有严重慢性疾病或并发症的患者应选用强效广谱抗生素或联合用药，应在体温、血象正常，痰量减少且痰颜色转白 5～7 天后停药观察。

（三）心理护理

关心、安慰患者，耐心倾听患者的主诉，细致解释患者提出的问题。尽可能帮助和指导患者有效咳嗽，做好生活护理，使其以积极的心态配合医护工作。

（四）健康指导

1. 健康教育

向患者及其家属介绍肺炎发生的病因和诱因、早期治疗的重要性，介绍药物的副作用及注意事项等。

2. 生活指导

为增强机体的抵抗力，指导老人坚持有氧运动、饮食营养均衡、戒烟忌酒、保持口腔清洁卫生。

3. 康复训练

老年肺炎患者如合并慢性呼吸衰竭，其呼吸肌疲劳无力，有效通气量不足，此时康复护理尤为重要。可教会患者腹式呼吸的方法，并要求每日锻炼 3～5 次，持续时间因人而异，以不产生疲劳为宜。此外，可配合步行、登楼梯、体操等全身运动，以提高老人的通气储备。

第五节　老年慢性阻塞性肺疾病患者的护理

慢性阻塞性肺疾病（COPD）是指由于慢性气道阻塞引起通气功能障碍的一组疾病。主要包括慢性支气管炎和阻塞性肺气肿（简称肺气肿），是老年人的常见病、多发病，且随增龄而增多。慢性支气管炎是气管、支气管黏膜及其周围组织的慢性、非特异性炎症，以慢性反复发作的咳嗽、咳痰或伴有喘息为临床特征。慢性阻塞性肺气肿是终末细支气管远端的气道弹性减退、过度膨胀、充气和肺容量增大，伴有气道壁破坏。肺气肿是慢性支气管炎最常见的并发症。两者合并存在约占患者的 85%。COPD 是老年常见病，随年龄增高而增多。

一、护理评估

（一）健康史

重点询问与慢性阻塞性肺部疾病相关的内、外因，反复发病与季节、气候的关系及症状待续时间。评估病人的呼吸功能老化程度。

1. 外在因素

外在因素包括吸烟、感染、过敏、污染及其他理化因素，这些危险因素都可产生类似的炎症反应，导致 COPD 的发生。

2. 内在因素

内在因素包括老年人支气管和肺组织的老化、自主神经功能失调、肾上腺皮质功能和性腺功能减退、免疫球蛋白减少、单核巨噬细胞功能低下等。

（二）身体状况

主要表现为咳嗽、咳痰、气促或伴喘息，逐渐加重的呼吸困难，急性感染期可有间断发热，体格检查肺内可闻及干湿啰音，有典型肺气肿的体征。其中以气促为主要表现者为气肿型，以炎症缺氧为主要表现者为支气管型。尤其应注意老年COPD病人还具有不同于一般成人的特点：

1. 呼吸困难更突出

老年人随着气道阻力的增加，呼吸功能发展为失代偿时，轻度活动甚至静态时即有胸闷、气促发作。

2. 机体反应能力差，症状、体征不典型

如在炎症急性发作时体温不升、白细胞不高、咳嗽、气促不明显，可表现为厌食、胸闷、少尿等，体格检查可见精神萎靡、颜面发绀、呼吸音低或肺干、啰音等。

3. 易反复感染，并发症多

老年人气道屏障功能和免疫功能减退，体质下降，故易反复感染，且肺心病、休克、电解质紊乱、呼吸性酸中毒、肺性脑病、DIC 等并发症的发生率增高。

（三）心理-社会状况

由于病程长，反复发作，治疗效果不佳，老年病人可出现抑郁及失眠等，社会交往减少。

（四）辅助检查

1. 肺功能检查

肺功能检查用于判断病变程度和预后情况。一般用力肺活量和第一秒用力呼气容积均下降。

2. 影像学检查

X 线检查早期可无明显变化，以后可出现肺纹理增粗、紊乱等，也可出现肺气肿的表现。CT 检查不作为常规检查，高分辨率 CT 有助于鉴别诊断。

3. 血气分析

对晚期具有呼吸衰竭或右心衰竭者，应通过血气分析判断呼吸衰竭的严重程度及其类型。

4. 其他检查

当动脉血氧分压（PaO_2）<55 mmHg 时，血红蛋白及红细胞可增高。通过痰培养可检出各种病原菌。

二、常见护理诊断/问题

（1）气体交换受损：与气道阻塞、通气不足有关。
（2）清理呼吸道无效：与分泌物增多且黏稠及咳嗽无效有关。
（3）营养失调，低于机体需要量：与食欲减退、能量消耗增加有关。
（4）焦虑：与病情反复、自理能力下降有关。
（5）潜在并发症：肺源性心脏病、休克、呼吸性酸中毒、肺性脑病、DIC。

三、护理措施

治疗和护理的目标是改善呼吸功能和运动能力，降低抑郁程度，减少急性发作及并发症的发生。具体措施如下：

（一）增强呼吸功能

1. 有效排痰

老年患者因咳嗽无力，常排痰困难，要鼓励其摄入足够的水分，也可通过雾化、胸部叩击、体位引流的方法促进排痰，病重或体弱的老年患者应禁用体位引流的方法。

2. 氧疗护理

对晚期严重的 COPD 老年患者应予控制性氧疗，一般采用鼻导管持续低流量吸氧。

（二）饮食护理

根据病人病情、饮食习惯及经济状况，给予病人乐于接受的高热量、高蛋白、高维生素饮食，补充适宜的水分。咳嗽后及进餐前后漱口，保持口腔清洁。

（三）休息与活动

（1）失眠病人应提供安静环境，避免光线刺激，取舒适体位。

（2）根据病情制定运动计划，如散步、太极拳、体操、上下楼等。对病情较重者，鼓励病人在床边活动，并做好防护工作。

（四）用药护理

常用药物有支气管舒张剂、糖皮质激素、止咳药及祛痰药。老年人用药宜充分，疗程应稍长，且治疗方案应根据监测结果及时调整。

1. 支气管舒张剂

支气管舒张剂包括 β_2 受体激动剂、抗胆碱药物和茶碱类药物。β_2 受体激动剂以吸入剂作为首选，大剂量使用可引起心动过速、心律失常，长期使用可发生肌肉震颤；抗胆碱药物同 β_2 受体激动剂联合吸入可加强支气管舒张作用，但合并前房角狭窄的青光眼，或因前列腺增生而尿道梗阻者应慎用，常见副反应有口干、口苦等；茶碱类使用过程中要监测血药浓度，当大于 15 mg/L 时，恶心、呕吐等副作用明显增加。

2. 糖皮质激素

糖皮质激素的副作用是可引起老年人高血压、白内障、糖尿病、骨质疏松及继发感染等，故对 COPD 患者不推荐长期口服糖皮质激素，长期吸入仅适用于有症状且治疗后肺功能有改善者。

3. 止咳药

可待因有麻醉性中枢镇咳作用，可因抑制咳嗽而加重呼吸道阻塞，不良反应有恶心、呕吐、便秘等。喷托维林是非麻醉性中枢镇咳药，不良反应有口干、恶性、腹胀、头痛等。

4. 祛痰药

盐酸氨溴索为润滑性祛痰药，不良反应轻；溴己新偶见恶心、转氨酶增高，胃溃疡者应慎用。

（五）心理护理

忧郁会使老年 COPD 患者变得畏缩，与外界隔离，对自己的生活满意度下降，同时会进一步加重失眠。医护人员应与家属相互协作，指导老年人与他人互动的技巧，鼓励其参加各种团体活动，发展个人的社交网络，情绪的改善和社交活动的增加可有效改进睡眠的质与量。

（六）健康指导

1. 健康教育

讲解老年 COPD 的诱发因素、病理生理、临床表现、防治措施等基础知识；教育和督促患者戒烟；教会患者和家属家庭氧疗的方法及注意事项；使患者了解就诊时机和定期随访的重要性。

2. 生活指导

尽量避免或防止粉尘、烟雾及有害气体吸入；根据气候变化及时增减衣物，避免受凉感冒；给予高热量、高蛋白、高维生素饮食，避免摄入产气或引起便秘的食物。

3. 康复训练

包括骨骼肌运动训练和呼吸肌运动训练两个方面。骨骼肌运动训练项目包括步行、踏车、打太极拳、体操等，注意训练强度应为无明显呼吸困难情况下接近患者的最大耐受水平，如此强度才能奏效。呼吸肌运动训练包括腹式呼吸、缩唇呼吸、对抗阻力呼吸、全身性呼吸体操等，对病情较重、不能或不愿参加以上几种呼吸肌锻炼方法者还可使用各种呼吸训练器，如膈肌起搏器。

第六节　老年胃食管反流病患者的护理

胃食管反流病（GERD）是指由于防御机制减弱或受损，使得胃、十二指肠内容物通过松弛的食管下括约肌反流的强度、频率和时间超过组织的抵抗力，从而进入食管下端，引起一系列症状。GERD 根据有无组织学改变可分为两类：① 反流性食管炎：食管有炎症性组织学改变。② 症状性反流：客观方法证实有反流，但未见组织学改变。发生原因有食管裂孔疝、胃酸分泌增多、胃排空延迟及消化功能紊乱等。老年人因膈肌、韧带松弛，食管裂孔疝的发生率较高，所以 GERD 的发生率明显提高。

一、护理评估

（一）健康史

1. 消化性疾病病史

食管裂孔疝可导致压力性反流增多，少数高酸性疾病如胃泌素瘤、十二指肠溃疡常有胃酸分泌过多，幽门梗阻使一过性食管下括约肌松弛增多，各种非器质性病变如非溃疡性消化不良、肠易激综合征常有食管异常运动，以上原因均可引起 GERD。

2. 全身性疾病病史

糖尿病并发神经病变致胃肠自主神经受累，进行性系统硬化症使食道平滑肌受累，均可引起食管、胃肠道蠕动减弱，导致 GERD 发生。

3. 其　他

如吸烟、浓茶及有些饮料可降低食管下括约肌的压力，高脂肪可延缓胃的排空，有些药物可松弛食管下括约肌，以上因素均与 GERD 的发生有关。

（二）身体状况

1. 反流症状

表现为反酸、反食、反胃、嗳气等，餐后明显或加重，平卧或弯腰时易出现；反酸常伴胃灼热，是胃食管反流病最常见的症状。

2. 反流物刺激食管的症状

表现为胃灼热、胸痛、吞咽困难等。胃灼热多在餐后 1 小时出现，卧位、前倾或腹压增高时加重。胸痛为胸骨后或剑突下疼痛，严重时可放射至胸部、后背、肩部、颈部、耳后。吞咽困难呈间歇性，进食固体或液体食物均可发生。严重食管炎或食管溃疡者可有咽下疼痛。

3. 食管以外刺激症状

表现为咳嗽、哮喘及声嘶。咳嗽多在夜间，呈阵发性，伴有气喘。

（三）心理-社会状况

患本病的老人由于进食及餐后的不适，会对进餐产生恐惧。同时会因在食物选择方面的有限性而减少与家人、朋友共同进餐的机会，减少正常的社交活动。

（四）辅助检查

1. X 线钡餐检查

可见钡剂频繁地反流入食管下段，食管蠕动有所减弱，食管下段痉挛及运动异常；有时见食管黏膜不光滑，有龛影、狭窄及食管裂孔疝的表现。

2. 内镜检查

内镜检查可见食管黏膜有损伤、炎症或狭窄。

二、常见护理诊断/问题

（1）慢性疼痛：与反酸引起的烧灼及反流物刺激食管痉挛有关。

（2）营养失调，低于机体需要量：与厌食和吞咽困难导致进食少有关。

（3）有孤独的危险：与进餐不适引起的情绪恶化及参加集体活动次数减少有关。

（4）潜在并发症：食管出血、穿孔，与反流引起食管炎加重有关。

三、护理措施

治疗和护理的总体目标是老年患者能描述引起胃不适的原因，掌握用药方法及日常生活中的护理技巧，不适症状减轻或消失；能描述营养失调的主要原因，按照计划调整饮食，营养不良有所改善；无社交障碍发生。具体护理措施如下：

（一）休息与活动

每餐后散步或采取直立位，平卧位时抬高床头 20 cm 或将枕头垫在背部以抬高胸部，这样借助重力作用，促进睡眠时食管的排空和饱餐后胃的排空。避免右侧卧位，避免反复弯腰及抬举动作。

（二）饮食护理

1. 进餐方式

协助老人采取高坐卧位，给予充分的进食时间，进食速度要慢，注意力要集中，每次进少量食物，且在一口吞下后再给另一口。应以少量多餐取代多量的三餐制。

2. 饮食要求

为防止呛咳，食物的加工宜软而烂，多采用煮、炖、熬、蒸等方法烹调，且可将食物加工成糊状或肉泥、菜泥、果泥等。另外，应根据个体的饮食习惯，注意食物的色、香、味、形等感观性状，尽量刺激食欲，食物的搭配宜多样化，主副食合理，粗细兼顾。

3. 饮食禁忌

避免进食过饱，并尽量减少脂肪的摄入量。限制柑橘汁、西红柿汁等酸性食品的摄入。刺激性食品可引起胃酸分泌增加，应减少酒、茶、咖啡、可口可乐等的摄入。

（三）用药护理

治疗 GERD 最常用的药物有以下几类。① 抑制胃酸分泌药：包括 H_2 受体拮抗剂（如雷尼替丁、西咪替丁）和质子泵抑制剂（如奥美拉唑和兰索拉唑）。② 促动力药（如西沙必利）。③ 黏膜保护剂（如硫糖铝）。在用药过程中要注意观察药物的疗效，同时注意药物的副作用，如使用西沙必利时注意观察有无腹泻及严重心律失常的发生，使用硫糖铝时应警惕老年人便秘的危险。

避免应用降低食管下括约肌压力的药物，如抗胆碱能药、肾上腺能抑制剂、地西泮、前列腺素 E 等。对合并心血管疾病的老年患者应适当避免服用硝酸甘油制剂及钙拮抗剂，合并支气管哮喘者则应尽量避免应用茶碱及多巴胺受体激动剂，以免加重反流。慎用损伤黏膜的药物，如阿司匹林、非激素类抗炎药等。提醒患者服药时须保持直立位，至少饮水 150 毫升，以防止因服药所致的食管炎及其并发症。

（四）心理调适

耐心细致地向老年患者解释引起胃不适的原因，教会减轻胃不适的方法和技巧，减轻其恐惧心理。与家人协商，为老年人创造参加各种集体活动的机会，如家庭娱乐、朋友聚会等，增加其归属感。

（五）健康指导

1. 健康教育

告知老年患者胃食管反流病的原因、主要的临床表现及并发症、实验室检查结果及意义，使其明确自己的疾病类型及严重程度。

2. 生活指导

改变生活方式及饮食习惯是保证治疗效果的关键。指导老年患者休息、运动、饮食等各方面的注意事项，避免一切增加腹压的因素，如裤带不要束得过紧、注意防止便秘、肥胖者要采用合适的方法减轻体重等。

3. 用药指导

指导老年患者掌握促胃肠动力药、抑酸药的种类、剂量、用法及用药过程中的注意事项。

第七节　老年糖尿病患者的护理

老年糖尿病（DM）是指 60 岁以上的老年人由于体内胰岛素分泌不足或胰岛素作用障碍，引起内分泌失调，从而导致物质代谢紊乱，出现高血糖、高血脂，蛋白质、水与电解质等紊乱的代谢病。老年糖尿病多数是 2 型糖尿病，其患病率和糖耐量减低比率均随年龄增加明显上升。糖尿病引起的并发症是致残致死的主要原因。

一、护理评估

（一）健康史

老年糖尿病的发病与遗传、免疫、生活方式和生理性老化有关。

1. 生活方式

老年人因基础代谢率低，葡萄糖代谢及在周围组织的利用能力都明显下降，故进食过多和运动不足容易导致发胖，肥胖使细胞膜上的胰岛素受体减少，加重胰岛素抵抗。

2. 生理老化

国内外研究显示，空腹和餐后血糖均随增龄而有不同程度升高，平均每增 10 岁，空腹血糖上升 0.05 ~ 0.11 mmol/L，餐后 2 小时血糖上升 1.67 ~ 2.78 mmol/L。另外，衰老所致体内胰岛素作用活性下降，也是导致老年人血糖升高的因素。

（二）身体状况

老年人糖尿病的临床特点表现为以下几方面：

1. 起病隐匿且症状不典型

仅有 1/5 或 1/4 老年患者有多饮、多尿、多食及体重减轻的症状，多数患者是在查体或治疗其他病时发现有糖尿病。

2. 并发症多

常并发皮肤及呼吸、消化、泌尿生殖等各系统的感染，且感染可作为疾病的首发症状出现。此外，老年糖尿病病人更易发生高渗性非酮症糖尿病昏迷和酮症酸中毒，其中酮症酸中毒的常见诱因是急性感染，苯乙双胍的过量使用可导致乳酸堆积，引起酸中毒。老年糖尿病病人还易并发各种大血管或微血管症状，如高血压、冠心病、脑卒中、糖尿病肾脏病变、糖尿病视网膜病变、皮肤瘙痒等。

3. 多种老年病并存

易并存各种慢性非感染性疾病，如心脑血管病、缺血性肾病、白内障等。

4. 易发生低血糖

老年患者由于自身保健能力及依从性差，可使血糖控制不良或用药不当，引起低血糖的发生。

（三）心理-社会状况

在诊断初期，老年患者会表现为精神高度紧张；在治疗阶段，会因为症状较轻而对诊断持怀疑态度，拒绝配合治疗和护理；随着各种严重并发症的出现，有些老年患者会自暴自弃，甚至悲观厌世。另外，老年糖尿病患者的注意力、对新知识的回忆能力和想象力均较同年龄组非糖尿病患者差，因此需要家属耐心细致地予以帮助和支持。

（四）辅助检查

1. 葡萄糖测定

老年人血糖诊断标准与一般成人相同，但对老年人必须重视餐后 2 小时血糖测定，因为其餐后 2 小时血糖增高明显多于空腹血糖。

2. 尿糖测定

老年人因为肾动脉硬化使肾小球滤过率降低，尿糖阳性率低，表现为血糖与尿糖阳性程度不符。

3. 胰岛素和胰岛素释放试验

老年人多存在胰岛素功能低下和胰岛素抵抗。

4. 糖化血红蛋白（HbA1c）

此指标可反映较长时间内血糖的变化情况，其特异度高，但敏感性差。

二、常见护理诊断/问题

（1）营养失调，低于机体需要量：与代谢紊乱所致体重减轻有关。
（2）焦虑：与长期治疗、病情反复有关。
（3）知识缺乏：缺乏疾病相关知识。
（4）潜在并发症：低血糖、高渗性昏迷、酮症酸中毒、大血管或微血管病变、各种感染。

三、护理措施

治疗和护理的目标是按照老年人的血糖标准控制血糖，防止及延缓各种并发症的发生，提高老年患者的生活质量。具体措施如下：

（一）一般护理

1. 饮食和运动

为预防低血糖，老年糖尿病病人的饮食最好按一日 4 餐或 6 餐分配，给予低糖、低脂，富含维生素、蛋白质和纤维素的饮食。分餐进食，必要时加餐。运动应量力而行，持之以恒很关键，餐后散步 20～30 分钟是改善餐后血糖的有效方法。

2. 日常生活

（1）注意个人卫生，勤换衣裤，防止外阴与泌尿系感染。

（2）注意保护双足：每天用温开水洗脚，擦干后足部按摩 1 次，可防止足部溃疡与坏疽发生。穿合适、宽松、干燥、清洁的鞋袜，鞋垫要平整，防止强烈阳光曝晒足部皮肤，禁止吸烟及穿紧身衣裤，以免影响足部循环。每天检查足部一次，发现有感染征象时要及时处理。

（二）用药护理

1. 磺脲类

第一代药物氯磺丙脲因不良反应多、作用时间持久不宜用于老年糖尿病患者；第二代药物格列吡嗪适用于老年糖尿病并发轻度肾功能不全者；新一代药物格列苯脲在减少心血管副作用方面有优势。

2. 双胍类

适用于肥胖的老年 2 型糖尿病患者，对非肥胖患者伴有肌苷清除率异常、肝脏病变时易导致肝肾功能不全。用药过程中应注意观察有无胃肠道反应，尤其是腹泻的发生率可达 30%。

3. 噻唑烷二酮类

此类药物是一种很有前途的胰岛素增敏剂，且没有发生低血糖的危险，还可同时降低血脂、糖化血红蛋白。该类药物可单用或与双胍类、磺脲类、胰岛素联合应用，与胰岛素合用可减少胰岛素的用量。

4. α-葡萄糖苷酶抑制剂

该药适用于老年糖尿病患者，单独使用不会产生低血糖，且通过降低餐后高血糖使胰岛素的需要量降低。该药主要副作用为肠胀气，伴有肠道感染者不宜使用。

5. 胰岛素

考虑到老年患者易发生低血糖，加用胰岛素时，应从小剂量开始逐步增加。血糖控制不可过分严格，空腹血糖宜控制在 9 mmol/L 以下，餐后 2 小时血糖控制在 12.2 mmol/L 以下即可。

（三）心理护理

鼓励老年人多参加户外活动，以转移其对疾病的高度关注；对有焦虑心理者可逐步引导其正确认知疾病，积极配合治疗护理，增强战胜疾病的信心。

（四）健康指导

1. 健康教育

应注意用通俗易懂的语言耐心细致地向老年患者讲解糖尿病的病因、临床表现、检查和治疗方法等。

2. 日常生活指导

教会老年患者饮食与运动治疗实施的原则和方法；教会老年患者足部护理的方法和技巧；指导老年患者正确处理精神压力，保持平和的心态。

3. 用药指导

向老年患者及家属详细讲解口服降糖药的种类、剂量、给药时间和方法，教会观察药物的不良反应。对使用胰岛素者，应配合各种教学辅助工具，教会老年患者及家属正确的注射方法。指导老年患者掌握血糖、血压、体重指数的监测方法。

第八节　老年骨质疏松症患者的护理

骨质疏松症（OP）是一种以骨量减少和骨组织的细微结构破坏为特征，导致骨质脆性增加和易于骨折的代谢性疾病。骨质疏松症可分为原发性和继发性两类。老年骨质疏松症属于原发性骨质疏松症Ⅱ型，是机体衰老在骨骼方面的一种特殊表现，也是使骨质脆性增加导致骨折危险性增大的一种常见病。骨质疏松症患病率随增龄明显增高，老年骨质疏松症多见于60岁以上的老年人，女性的发病率为男性的 2 倍以上。患骨疏松症的老年人极易发生股骨颈骨折、脊椎骨折，尤其是老年女性患者，因此骨质疏松症是引起老年人卧床率和伤残率增高的主要因素。

一、护理评估

（一）健康史

老年人随着年龄的增长，骨代谢中骨重建处于负平衡状态。此外，老年骨质疏松的发生还与多种因素有关。

1. 遗传因素

多种基因（如维生素 D 受体、雌激素受体、β_3肾上腺素能受体的基因）的表达水平和基因多态性可影响骨代谢，另外，基质胶原和其他结构成分的遗传差异也与骨质疏松性骨折的发生有关。

2. 性激素

性激素在骨生成和维持骨量方面起着重要的作用。老年人随着年龄的增长，性激素机能减退，激素水平下降，骨的形成减慢，吸收加快，导致骨量下降。

3. 甲状旁腺素（PTH）

甲状旁腺素作用于成骨细胞，通过其分泌的细胞因子（如 IL-6）促进破骨细胞的作用。随着年龄的增加，血中 PTH 逐年增高，骨髓细胞的护骨素（OPG）表达能力下降，导致骨质丢失加速。

4. 营养失衡

钙是骨矿物中最主要的成分，维生素 D 可促进骨细胞的活性作用，磷、蛋白质及微量元素可维持钙、磷比例，有利于钙的吸收。这些物质的缺乏都可使骨的形成减少。

5. 生活方式改变

体力活动是刺激骨形成的基本方式，故长期卧床及活动过少易于发生骨质疏松，此外，吸烟、酗酒，高蛋白、高盐饮食，大量饮用咖啡，光照减少均是骨质疏松的易发因素。

（二）身体状况

1. 骨痛和肌无力

骨痛和肌无力是骨质疏松症出现较早的症状，表现为腰背疼痛或全身骨痛，疼痛为弥漫性，无固定部位，于劳累或活动后加重，负重能力下降或不能负重。

2. 身长缩短、畸形

骨质疏松非常严重时，可因椎体骨密度减少导致脊椎椎体压缩变形，身长平均缩短 3~6 cm，严重者伴驼背。

3. 骨 折

骨折为导致老年骨质疏松症患者活动受限、寿命缩短的最常见和最严重的并发症，常因轻微活动或创伤诱发，如打喷嚏、弯腰、负重、挤压或摔倒等。多发部位在老年前期以桡骨远端最为多见，老年期以后以腰椎和股骨上端多见。脊柱压缩性骨折可导致胸廓畸形，使肺活量、肺最大换气量下降，心血管功能障碍，引起胸闷、气短、呼吸困难，甚至发绀等表现。

（三）心理-社会状况

身体外形的改变会进一步加重老年患者的心理负担，严重挫伤老年患者的自尊心。老人可能因为外形改变而不愿进入公共场合，也会因身体活动不便或担心骨折而拒绝锻炼，从而不利于身体功能的改善。

（四）辅助检查

1. 生化检查

生化检查主要包括骨形成指标、骨吸收指标及血、尿骨矿成分。主要有以下检查：① 骨钙素（BGP）：骨更新的敏感指标，可有轻度升高。② 尿羟赖氨酸糖苷（HOLG）：骨吸收的敏感指标，可升高。③ 血清镁、尿镁：均有所下降。

2. X 线检查

当骨量丢失超过 30%时才能在 X 线片上显示出骨质疏松，表现为皮质变薄、骨小梁减少变细，骨密度减低、透明度加大，晚期出现骨变形及骨折。其中锁骨皮质厚度下降至 3.5～4.0 mm 时易伴有椎体压缩性骨折。

3. 骨密度检查

按照 WHO 1994 年的诊断标准，采用单光子骨密度吸收仪（SPA）、双能 X 线吸收仪（DEXA）、定量 CT 检查，骨密度低于同性别峰值骨量的 2.5 个标准差以上可诊断为骨质疏松。

二、常见护理诊断/问题

（1）慢性疼痛：与骨质疏松、骨折及肌肉疲劳、痉挛有关。
（2）躯体活动障碍：与骨痛、骨折引起的活动受限有关。
（3）情境性自尊低下：与椎体骨折引起的身长缩短或驼背有关。
（4）潜在并发症：骨折，与骨质疏松有关。

三、护理措施

治疗和护理的目标是老年患者能正确使用药物或非药物的方法减轻或解除疼痛，舒适感增加；老年患者能按照饮食及运动原则，合理进餐和活动，维持躯体的功能；无骨折发生或骨折老年患者未因限制活动而发生有关的并发症；老年患者能正视自身形象的改变，情绪稳定，无社交障碍。具体措施如下：

（一）饮食护理

与骨营养有关的每日营养素的供应量为：蛋白质 60～70 g，胆固醇 < 300 mg，蔬菜 350～500 g，维生素 A 800 μg，维生素 D 10 μg（400 IU），维生素 E 15 mg，维生素 C 60 mg，钙 800 mg（钙与磷的比例为 1∶1.5），铁 12 mg，锌 15 mg，食盐小于 5 g。特别要鼓励老人多摄入含钙和维生素 D 丰富的食物，含钙高的食品有牛奶、乳制品、大豆与豆制品、芝麻酱、海带、虾米等，富含维生素 D 的食品有禽、蛋、肝、鱼肝油等。

（二）休息与活动

根据老年患者的病情，制订活动计划。对能运动的老年患者，每天进行适当的体育活动以增加和保持骨量；对因为疼痛活动受限的老年患者，指导其维持关节的功能位，每天进行关节的活动训练，同时进行肌肉的等长等张收缩训练，以保持肌肉的张力；对因为骨折而固定或牵引的老年患者，要求每小时尽可能活动身体数分钟，如上下甩动臂膀、扭动足趾，作足背屈和跖屈等。

（三）减轻或缓解疼痛

骨质疏松引起疼痛的原因主要与腰背部肌肉紧张及椎体压缩性骨折有关，故通过卧床休息，使腰部软组织和脊柱肌群得到松弛可显著减轻疼痛。休息时应卧于加薄垫的木板或硬棕床上，仰卧时头不可过高，在腰下垫一薄枕。必要时可使用背架、紧身衣等限制脊柱的活动度，也可通过洗热水浴、按摩、擦背以促进肌肉放松。同时，应用音乐治疗、暗示疏导等方法对缓解疼痛也很有效。对疼痛严重者可遵医嘱使用止痛剂、肌肉松弛剂等药物，对骨折者应通过牵引或手术方法缓解疼痛。

（四）预防并发症

为预防并发症的发生，日常生活中应尽量避免弯腰、负重等行为，同时为老年人提供安全的生活环境或装束，防止跌倒和损伤。对已发生骨折的老年患者，应每 2 小时翻身 1 次，保护和按摩受压部位。指导老年人进行呼吸和咳嗽训练，做被动和主动的关节活动训练，定期检查，防止并发症的出现。

（五）用药护理

1. 钙制剂

钙制剂如碳酸钙、葡萄糖酸钙等，注意不可与绿叶蔬菜一起服用，防止因钙螯合物形成而降低钙的吸收，使用过程中要增加饮水量，通过增加尿量减少泌尿系统结石形成的机会，并防止便秘。

2. 钙调节剂

钙调节剂包括降钙素、维生素 D 和雌激素。使用降钙素时要观察有无低血钙和甲状腺功能亢进的表现，在服用维生素 D 的过程中要监测血清钙和肌酐的变化，对使用雌激素的老年女性患者，应详细了解家族中有关肿瘤和心血管方面的病史，严密监测子宫内膜的变化，注意阴道出血情况，定期做乳房检查，防止肿瘤和心血管疾病的发生。

3. 二膦酸盐

二膦酸盐如依替膦酸二钠、帕米膦酸钠、阿仑膦酸钠等，此类药物的消化道反应较多见，故应晨起空腹服用，同时饮清水 200 ~ 300 mL，至少半小时内不能进食或喝饮料，也不能平卧，以减轻对消化道的刺激。静脉注射要注意血栓性疾病的发生，同时应监测血钙、磷和骨生化标志物。

（六）心理护理

与老年人倾心交谈，明确老年人忧虑的根源。指导老年人穿宽松的上衣掩盖形体的改变，也可穿背部有条纹或其他修饰的衣服改变人的视觉效果。强调老年人在资历、学识或人格方面的优势，使其认识到个人的力量，增强自信心，逐渐适应形象的改变。

（七）健康指导

1. 健康教育

提供给老年人保健有关的书籍、图片和影像资料，讲解骨质疏松发生的原因、表现、辅助检查结果及治疗方法。

2. 运动指导

指导老年人每日适当运动和进行户外日光照晒。在活动中防止跌倒，避免过度用力，可通过辅助工具协助完成各种活动。

3. 饮食指导

提供老年人每天的饮食计划单，指导学会各种营养素的合理搭配，尤其要指导老年人多摄入含钙及维生素 D 丰富的食物。

4. 用药指导

指导老年人服用可咀嚼的片状钙剂，且应在饭前 1 小时及睡前服用，钙剂应与维生素 D 同时服用。教会老年人观察各种药物的不良反应，明确各种不同药物的使用方法及疗程。

5. 心理疏导

鼓励老年人自我调节，适应自我形象的改变。

6. 康复训练

康复训练应尽早实施，在急性期应注意卧、坐、立姿势，卧位时应平卧、低枕、背部尽量伸直；坐位或立位时应伸直腰背，收缩腰肌和臀肌，增加腹压。在慢性期应选择性地对骨质疏松症好发部位的相关肌群进行运动训练，如采取仰卧位抬腿动作做腹肌训练，采用膝手卧位做背肌训练等。同时可配合有氧运动增强体质，通过翻身、起坐、单腿跪位等动作训练维持和增加老年人的功能水平。

第九节　老年退行性骨关节病患者的护理

老年退行性骨关节病又称骨性关节炎、增生性关节炎等，是由于关节软骨发生退行性变，引起关节软骨完整性破坏以及关节边缘软骨下骨板病变，继而导致关节症状和体征的一组慢性退行性关节疾病。

退行性骨关节病的病理改变表现为透明软骨软化退变、糜烂，然后骨端暴露，并继发滑膜、关节囊、肌肉的变化。此病好发于髋、膝、脊椎等负重关节以及肩、指间关节等，高龄男性髋关节受累多于女性，手部骨性关节炎则以女性多见。老年退行性骨关节病发病率随年龄的增大而升高，

65 岁以上的老年人患病率达 68%。

一、护理评估

(一) 健康史

临床上退行性骨关节病常分为原发性和继发性两类，引起关节发生以上改变的原因，原发性与继发性有所不同。

1. 原发性发病原因

发病原因可能与一般易感因素和机械因素有关。前者包括遗传、生理性老化、肥胖、性激素、吸烟等因素；后者包括长期不良姿势导致的关节形态异常、长期从事反复使用关节的职业或剧烈的文体活动对关节的磨损等。老年人退行性骨关节病绝大部分为原发性。

2. 继发性发病原因

常见原因为关节先天性畸形、关节创伤、关节面的后天性不平衡及其他疾病等。

(二) 身体状况

1. 关节疼痛

开始表现为关节酸痛，程度较轻，多出现于活动或劳累后，休息后可减轻或缓解。随着病情进展，疼痛程度加重，表现为钝痛或刺痛，关节活动可因疼痛而受限，最后休息时也可出现疼痛。其中膝关节病变在上下楼梯时疼痛明显，久坐或下蹲后突然起身可导致关节剧痛；髋关节病变疼痛常自腹股沟传导至膝关节前内侧、臀部及股骨大转子处，也可向大腿后外侧放射。

2. 关节僵硬

关节活动不灵活，特别在久坐或清晨起床后关节有僵硬感，不能立即活动，要经过一定时间后才感到舒服。这种僵硬和类风湿性关节炎不同，时间较短暂，一般不超过 30 分钟。但到疾病晚期，关节活动受限将是永久的。

3. 关节内卡压现象

当关节内有小的游离骨片时，可引起关节内卡压现象。表现为关节疼痛、活动时有响声和不能屈伸。膝关节卡压易使老年人摔倒。

4. 关节肿胀、畸形

膝关节肿胀多见，因局部骨性肥大或渗出性滑膜炎引起，严重者可见关节畸形、半脱位等。手关节畸形可因指间关节背面内、外侧骨样肿大结节引起，部分患者可有手指屈曲或侧偏畸形，第一腕掌关节可因骨质增生出现"方形手"。

5. 功能受限

各关节可因骨赘、软骨退变、关节周围肌肉痉挛及关节破坏而导致活动受限。此外，颈椎骨性关节炎脊髓受压时，可引起肢体无力和麻痹，椎动脉受压可致眩晕、耳鸣以至复视、构音或吞咽障碍，严重者可发生定位能力丧失或突然跌倒。腰椎骨性关节炎腰椎管狭窄时，可引起下肢间歇性跛行，严重者可出现大小便失禁。

（三）心理-社会状况

退行性骨关节病主要表现为反复或持续的关节疼痛、功能障碍和关节变形，给老年人的日常生活及心理健康带来很大的危害。疼痛使老人不愿意过多走动，社会交往减少；功能障碍使老人的无能为力感加重，产生自卑心理；疾病的迁延不愈使老人对治疗失去信心，产生消极悲观的情绪。

（四）辅助检查

本病无特异性的实验室指标，放射学检查具有特征性改变。

1. X线平片

典型表现为受累关节间隙狭窄，软骨下骨质硬化及囊性变，关节边缘骨赘形成，关节内游离骨片。严重者关节面萎缩、变形和半脱位。

2. CT检查

CT用于椎间盘病的检查，效果明显优于普通X线检查。

3. MRI 检查

MRI 能发现早期的软骨病变，观察到半月板、韧带等关节结构的异常。

二、常见护理诊断/问题

（1）慢性疼痛：与关节退行性变引起的关节软骨破坏及骨板病变有关。

（2）躯体活动障碍：与关节疼痛、畸形或脊髓压迫所引起的关节或肢体活动困难有关。

（3）有跌倒的危险：与关节破坏所致的功能受限有关。

（4）无能为力感：与躯体活动受限及自我贬低的心理压力有关。

三、护理措施

治疗和护理目标是老年患者能通过有效的方法使疼痛减轻；关节功能有所改善；能积极应对疾病造成的身心影响，自信心有所增强；能独立或在帮助下完成日常的生活活动。具体护理措施如下：

（一）一般护理

老年患者宜动静结合，急性发作期限制关节的活动，一般情况下应以不负重活动为主。肥胖老年患者更应坚持运动锻炼，尽量选择运动量适宜、能增加关节活动的运动项目，如游泳、做操、打太极拳等。在饮食上注意调节，尽量减少高脂、高糖食品的摄入。

（二）对症护理

对患髋关节骨关节炎的老年患者，减轻关节的负重和适当休息是缓解疼痛的重要措施，可使用手杖、拐等助行器站立或行走。疼痛严重者，可采用卧床牵引限制关节活动。膝关节骨关节炎的老年患者除适当休息外，上下楼梯、站立时，可通过借助扶手支撑的方法减轻关节软骨承受的压力，膝关节积液严重时，应卧床休息。另外，局部理疗与按摩综合使用，对各部位的骨关节炎都有一定的镇痛作用。

（三）用药护理

如关节经常出现肿胀，不能长时间活动或长距离行走，X 线片显示髋股关节面退变，则可在物理治疗的基础上加用药物治疗。

1. 非甾体抗炎药

非甾体抗炎药主要起镇痛的作用。建议使用吡罗昔康、双氯芬酸、舒磷酸硫化物等镇痛药，因为此类药物不但副作用小，而且双氯芬酸、舒磷酸硫化物对软骨代谢和蛋白聚合糖合成具有促进作用。应尽量避免使用阿司匹林、吲哚美辛等副作用大，且对关节软骨有损害作用的药物。非甾体抗炎药应在炎症发作期使用，症状缓解后停止使用，防止过度用药。对应用按摩、理疗等方法可缓解疼痛者，最好不服用镇痛药。

2. 氨基葡萄糖

氨基葡萄糖不但能修复损伤的软骨，还可以减轻疼痛，常用药物有硫酸氨基葡萄糖、氨糖美辛片、氨基葡萄糖硫酸盐单体等。硫酸氨基葡萄糖最好吃饭时服用，氨糖美辛片饭后即服或临睡前服用效果较好。

3. 抗风湿药

抗风湿药通过关节内注射，利用其润滑和减震功能，对保护残存软骨有一定作用。用药期间应加强临床观察，注意 X 线片检查和超声波复查关节积液。

（四）手术护理

对症状严重、关节畸形明显的晚期骨关节炎老年患者，多行人工关节置换术。术后护理因不同部位的关节而有所区别。髋关节置换术后患肢需皮牵引，应保持有效牵引，同时要保证老年患者在牵引状态下的舒适和功能；膝关节置换术后患肢用石膏托固定，应做好石膏固定及患肢的护理。

（五）心理护理

首先为老年人安排有利于交际的环境，如床距窗户较近，窗户的高度较低，房间距老年人活动中心较近等，增加其与外界环境互动的机会。其次，主动提供一些能使老年人体会到成功的活动，并对其成就给予诚恳的鼓励和奖赏，加强其自尊感，增强其自信心。另外，为老年人分析导致无能为力的原因，鼓励学会自我控制不良情绪。

（六）健康指导

1. 健康教育

结合老年人的自身特点，用通俗易懂的语言介绍本病的病因、不同关节的表现、X 线片结果、药物及手术治疗的注意事项。

2. 保护关节

指导患者注意防潮保暖，防止关节受凉受寒。尽量应用大关节而少用小关节，如用屈膝屈髋下蹲代替弯腰和弓背；用双脚移动带动身体转动代替突然扭转腰部；选用有靠背和扶手的高脚椅就座，且膝髋关节成直角；枕头高度不超过 15 cm，保证肩、颈和头同时枕于枕头上。多做关节部位的热敷，热水泡洗、桑拿。避免从事可诱发疼痛的工作或活动，如长期站立等，减少爬山、骑车等剧烈活动，少做下蹲动作。

3. 增强自理

对于活动受限的老年人，应根据其自身条件及受限程度，运用辅助器具或特殊的设计以保证或提高老年人的自理能力。如门及过道的宽度须能容许轮椅等辅助器通过；室内地板避免有高低落差的情形，地板材质应以防滑为重点等。对吞咽困难者，应准备浓稠度适合其吞咽能力的食物，且在进食中或进食后配用少量起泡性饮料（如汽水、可乐），避免大口进食或摄入大块的食物。对定位能力缺陷者，可运用提醒标志或将活动路线单纯化等方式帮助他们。对视力不良者，应在特定区域（如楼梯的防滑带或有高度变化处）以不同的颜色加以区分。对大、小便失禁者，应避免一次饮用大量的水，同时宜尽可能安排其睡在距厕所较近的卧室，以方便如厕。

4. 康复训练

不同关节的锻炼根据其功能有所不同：① 髋关节应早期训练踝部和足部的活动，鼓励患者尽可能做股四头肌的收缩，除去牵引或外固定后，床上练髋关节的活动，进而扶拐下地活动。② 膝关节的早期训练的股四头肌的伸缩活动为主，解除外固定后，再练伸屈及旋转活动。③ 肩关节训练主要练习外展、前屈、内旋活动。④ 手关节训练主要锻炼腕关节的背伸、掌屈、桡偏屈、尺偏屈。还可指导患颈椎病的患者于症状缓解后做颈部的运动体操。具体做法是：先仰头，侧偏头颈使耳靠近肩，再使头后缩转动。每个动作后头应回到中立位，再做下一个动作，且动作宜慢。

5. 用药指导

用明显的标记保证老年人定时、定量、准确服药，并告知药物可能有的副作用。

第十章　老年人临终关怀护理

临终关怀也叫临终护理。老年人临终关怀是对无望救治的老年人的临终照料，是一种特殊的卫生保健服务，它不完全以延长老年人的生存时间为目的，而是以提高老年人临终的生存质量为宗旨，对临终老年人采取生活照料、心理疏导、姑息治疗。其目的是控制临终老年人的疼痛，尽最大努力、最大限度地减少和缓解临终老年人的痛苦，消除老年人对死亡的恐惧和焦虑，维护临终老年人的尊严，提高尚存的生命质量，使临终病人安宁、平静地度过人生最后的旅程。临终关怀也包括对家属在居丧期间的心理、生理关怀，咨询教育等。临终关怀经常发生在医院、专门的临终关怀机构中，但最多发生在家庭里。

临终关怀可分为居家临终关怀型、入院型、居住临终关怀机构型和混合型。本节重点介绍居家临终关怀。

居家临终关怀是护士或临终关怀专门人员访问家庭护理病人的形式，是目前世界上最普及的类型。居家临终关怀主要为那些希望留在家里与家人共度最后时光的患者服务，根据患者的具体情况每日或每周访视 2 ~ 3 次并全天候（24 小时）服务，随叫随到，使患者可以与家人在一起减轻悲痛与孤寂。医生、护士及家属共同协商控制患者的痛苦，对老年人的主观愿望及家庭环境做必要的调查后制订护理计划，在家属的参与下做好家庭护理；对家属提供心理上和感情上的支持，使他们能坦然地面对临终老年人的死亡。居家临终护理是临终关怀的一个组成部分，是对临终老年人实施非住院护理的护理方法。

一、居家临终关怀的环境要求

1. 温度、湿度

保持室内空气新鲜，冬季温度以 20～22 ℃ 为宜，湿度以 50%～60%为宜，根据老年人的需要和天气的变化，可以做适当的调整。

2. 通　风

居室每日开窗通风，注意通风时不要直吹老年人。

3. 清　洁

居室内、外卫生间按时洗刷，防止异味，床单、被套应根据情况随时清洗更换。便器不要放在床边，使用后应及时清洁；有引流者，应按规定时间更换引流用具。

4. 整　齐

居室内物品摆放整齐，暂时不用的衣物存放在衣柜内，其他物品归类放置。

5. 安　静

随时保持环境安静，做到"四轻"，即讲话轻、走路轻、操作轻、关门轻。不要在老年人面前随便议论其病情；尊重老年人的要求，不与老年人发生争吵。

二、对临终患者家属的心理护理

在临终关怀护理中，病人家属也和病人一样遭受痛苦，与病人一起经历否认、愤怒、协议、抑郁和接受的过程，所以病人家属也是关怀的对象。护士应理解家属及亲人的悲痛，请他们节哀珍重，并对其进行心理疏导和劝说。倾听家属的精神、心理需求，并给予支持和鼓励。

三、对临终老年人的最后照料

1. 尊重宗教信仰

对有特殊信仰的老年人，应尊重他们的宗教信仰和宗教习惯，尽量满足临终前老年人的一些宗教要求，配合其家属做好一切临终的准备。

2. 满足心愿

一般来说，病危时老年人都愿意在自己家中，在亲人围绕床前的时刻辞别人世。因此，对年高病情危重的老年人在家中辞世，应得到所有亲人的认同。

3. 调整饮食

根据老年人的病情变化，调整其每日饮食，如无法吃固体食物时，应改半流质或流质饮食；吞咽困难时需用纱布或棉球蘸水润湿其口唇；进食若不顺利，可将其身体抱起以免哽噎。

4. 保持清洁

（1）每日擦拭全身或部分身体，至少保持腋下、外阴部、肛门、颈部、面部及手、足等部位的清洁。

（2）酷暑季节，更应注意保持病室的温度，避免老年人过度出汗。

（3）无法刷牙时，家人可用筷子夹湿纱布替其擦拭口腔和牙齿。

（4）协助其大小便或勤换尿布，同时注意观察其排泄物情况。

（5）移动长期卧床的老年人时，应保持动作轻、稳，避免皮肤破损。

（6）预防压疮，帮助长期卧床的老年人改变体位，或在身体受压部位垫上软枕。经常观察受压部位皮肤，如有红肿，立即采取防治措施。

5. 鼓励安慰

（1）鼓励老年人树立信心，克服恐惧，以安详、宁静的心态对待疾病和死亡。

（2）家属的自信、热情、关怀都会给临终者以安慰，要关心并体会老年患者的不安和痛苦，献出自己的爱心和孝心。

（3）家人应尽可能时常陪伴老年人左右，使其有安全感。应耐心地侍奉护理老年人到最后一刻，勿使老年人伤心失望。

6. 掌握病情

掌握病情的目的一是及时做好老年人临终家事的料理，二是避免或减少其临终的痛苦。应重点注意以下情况的处理。

（1）意识障碍：当老年人出现意识模糊时，一方面要及时观察、评估，找出可能的原因，另一方面要对躁动不安的老年人保证其安全，必要时可使用保护用具，如床挡、约束带等安全设施。积极配合医生给予对症处理。

（2）呼吸困难：应及时调节体位，吸出痰液和口腔分泌物，必要时给予吸氧。对张口呼吸的病人，用湿巾或棉签湿润口腔，或用护唇膏湿润嘴唇，病人入睡时用湿纱布遮盖口部。

（3）疼痛：常用的疼痛控制方法分为药物镇痛和非药物镇痛。药物止痛应以"三阶梯药物止痛方案"为依据。对于一般性的疼痛，可使用非麻醉性镇痛药，如阿司匹林等；对中等程度的疼痛，可使用弱麻醉性镇痛剂，如布桂嗪、美撒痛等；对严重疼痛，可使用强麻醉性镇痛剂，如哌替啶、吗啡等。药物止痛应在医生的指导下正确有规律地使用，同时注意预测和控制用药过程中产生的副作用。除了使用药物止痛外，根据需要还可采用其他非药物方法来缓解疼痛，如松弛术、意念止痛、音乐疗法、针刺疗法、神经阻滞法、心理疗法与心理护理等。

（4）其他症状：老年人临终前常常发生应激性溃疡而出现严重的呕血或便血，若一次出血量达 800 mL 以上时可致病人休克，成为造成临终老年人死亡的直接原因之一。对有呕血、便血的病人应遵医嘱给予镇静、止血及止痛剂，并配合医生进行其他止血处理。 临终老年人因生理、病理变化出现的症状，如听力与视力障碍、大小便失禁、便秘、营养缺乏、压疮等，护理的方法参见本书相关内容。

附录一　老年人常用评估量表

量表 1　Katz 日常生活功能指数评价量表

生活能力	项　目	分值
1. 进食	进食自理，无须帮助	2
	需帮助备餐，能自己进食	1
	需帮助进食或经胃管、静脉给营养	0
2. 更衣（取衣、穿衣、扣扣、系带）	完全独立完成	2
	仅需要帮助系带	1
	取衣、穿衣需要帮助	0
3. 沐浴（擦浴、盆浴或淋浴）	独立完成	2
	仅需要部分帮助（如背部）	1
	需要帮助（不能自行沐浴）	0
4. 移动（起床、卧床、从椅子上站立或坐下）	自如（包括使用手杖等辅助器）	2
	需要帮助	1
	不能起床	0
5. 如厕（大小便自如，便后能自洁及整理衣裤）	无需帮助或能借助辅助器具进出厕所	2
	需要帮助进出厕所、便后能自洁或整理衣裤	1
	不能自行进出厕所完成排泄过程	0
6. 控制大小便	能完全控制	2
	偶尔大小便失控	1
	排尿、排便需要别人帮助，需使用导尿管或大小便失禁	0

注：

1. 评定方法：通过与被测者、护理人员交谈或被测者自填问卷，确定各项评分，计算总分值。

2. 结果解释：总分值范围是 0～12 分，分值越高，则提示被测者的日常生活能力越高。

量表 2　功能活动问卷（FAQ）

项　目	分值			
1. 使用各种票证（正确使用，不过期）	0	1	2	9
2. 按时支付各种票据（如房租、水电费等）	0	1	2	9
3. 自行购物（如购衣、食及家庭用品）	0	1	2	9
4. 参加需技巧性的游戏或活动（如下棋、打麻将、绘画、摄影等）	0	1	2	9
5. 使用炉子（包括生炉子、熄灭炉子等）	0	1	2	9
6. 准备和烧 1 顿饭菜（包括饭、菜、汤）	0	1	2	9
7. 关心和了解新鲜事物（如国家大事或邻居中发生的重要事情）	0	1	2	9
8. 持续 1 小时以上注意力集中地看电视或小说或听收音机，并能理解、评论或讨论其内容	0	1	2	9
9. 记得重要的约定（如领退休金、朋友约见、接送幼儿等）	0	1	2	9
10. 独自外出活动或去访友（指较远距离，如相当于 3 站公共汽车的距离）	0	1	2	9

注：

1. 每项只能选择 1 个评分。

2. 量表评定不超过 5 分钟。

3. 表中 0 表示没有任何困难，能独立完成；1 表示有困难，需要他人指导或辅助；2 表示本人无法完成，完全或几乎完全由他人代替完成；9 表示该项目不适用，老人一向不从事这项活动，不计入总分。

4. FAQ 只有 2 项指标：总分 0～20 分和单项 0～2 分。FAQ 总分<5 分为正常，FAQ 总分≥5 分，说明社会活动功能有问题，需进一步确诊。

量表 3　改良 Barthel 指数评定表

日常活动项目	完全独立	最小帮助	需部分帮助	需极大帮助	完全不能独立
控制大便	10	8	5	2	0
控制小便	10	8	5	2	0
进食	10	8	5	2	0
洗澡	5	4	3	1	0
穿衣	10	8	5	2	0
如厕	10	8	5	2	0
床椅转移	15	12	8	3	0
平地行走	15	12	8	3	0
上下楼梯	10	8	5	2	0
个人修饰	5	4	3	1	0

注：

1. Barthel 指数分级是通过对进食、洗澡、修饰、穿衣、控制大小便、如厕、床椅转移、平地行走及上下楼梯 10 项日常生活活动的独立程度打分的方法来区分等级的。记分为 0～100 分。100 分表示病人基本的日常生活功能良好，不需他人帮助，能够控制大、小便，能自己穿衣、进食、床椅转移、洗澡、行走至少一个街区，可以上、下楼梯。0 分表示功能很差，没有独立能力，全部日常生活皆需帮助。

2. 根据 Barthel 指数记分，将日常生活活动能力分成良、中、差三级。总分＞60 分为良，表示有轻度功能障碍，能独立完成部分日常生活活动，需部分帮助；总分 40～60 分为中，表示有中度功能障碍，需要极大的帮助完成日常生活活动；总分≤40 分为差，表示有重度功能障碍，大部分日常生活活动不能完成或需他人服侍。

3. Barthel 指数分级是进行日常生活活动能力测定的有效方法，其内容比较全面，记分简便、明确，可以敏感地反映出病情的变化或功能的进展，适用于疗效观察及预后判断。

量表 4 汉密顿焦虑量表（HAMA）

项　目	主要表现
1. 焦虑心境	担心、担忧，感到有最坏的事将要发生，容易激惹
2. 紧张	紧张感、易疲劳、不能放松、易哭、颤抖、感到不安
3. 害怕	害怕黑暗、陌生人、一人独处、动物、乘车或旅行、到公共场合
4. 失眠	难以入睡、易醒、睡眠浅、多梦、夜惊、醒后感觉疲倦
5. 认知功能	注意力不能集中、注意障碍、记忆力差
6. 抑郁心境	丧失兴趣、抑郁、对以往爱好缺乏快感
7. 躯体性焦虑（肌肉系统）	肌肉酸痛、活动不灵活、肌肉和肢体抽动、牙齿打战、声音发抖
8. 躯体性焦虑（感觉系统）	视物模糊、发冷发热、软弱无力感、浑身刺痛
9. 心血管系统症状	心动过速、心悸、胸痛、血管跳动感、昏倒感、心搏脱漏
10. 呼吸系统症状	胸闷、窒息感、叹息、呼吸困难
11. 胃肠道症状	吞咽困难、嗳气、消化不良（进食后腹痛、腹胀、恶心、胃部饱胀感、肠动感、肠鸣、腹泻、体重减轻、便秘）
12. 生殖泌尿系统症状	尿频、尿急、停经、性冷淡、早泄、阳痿
13. 自主神经系统症状	口干、潮红、苍白、易出汗、紧张性头痛、毛发竖起
14. 会谈时行为表现	①一般表现：紧张、不能松弛、忐忑不安、咬手指、紧握拳、面肌抽动、手发抖、皱眉、表情僵硬、肌张力高、叹息样呼吸、面色苍白。②生理表现：吞咽、打呃、安静时心率快、呼吸快、腱反射亢进、震颤、瞳孔放大、眼睑跳动、易出汗、眼球突出

注：

1. 0＝无症状；1＝轻度；2＝中度，有肯定的症状，但不影响生活和劳动；3＝重度，症状重，已影响生产和劳动，需要治疗处理；4＝极度，症状极重，严重影响生活。

2. 分界值：总分超过 29 分，提示严重焦虑；超过 21 分，提示有明显焦虑；超过 14 分，提示有肯定的焦虑；超过 7 分，提示可能有焦虑；小于 6 分则提示无焦虑

3. 因子分计算：将第 1～6 项与第 14 项分数相加，除以 7，得到精神性焦虑因子分；将第 7～13 项分数相加，除以 7，得到躯体性焦虑因子分。因子分提示病人焦虑症状的特点。

量表5 汉密顿抑郁量表（HAMD）

项 目	主要表现	评 分
1. 抑郁情绪	① 只在问到时才诉述；② 在言语中自发地表达；③ 不用言语也可从表情、姿势、声音或欲哭中流露出这种情绪；④ 病人的自发语言和非自发语言（表情、动作）几乎完全表现为这种情绪	
2. 罪恶感	① 责备自己，感到自己已连累他人；② 认为自己犯了罪，或反复思考以往的过失和错误；③ 认为目前的疾病，是对自己错误的惩罚，或有罪恶妄想；④ 罪恶妄想伴有指责或威胁性幻觉	
3. 自杀	① 觉得活着没有意义；② 希望自己已经死去，或常想到与死有关的事；③ 消极观念（自杀念头）；④ 有严重自杀行为	
4. 入睡困难（初段失眠）	① 主诉有时入睡困难，即上床后半小时仍不能入睡；② 主诉每晚均有入睡困难	
5. 睡眠不深（中段失眠）	① 睡眠浅，多噩梦；② 半夜（晚上12点以前）曾醒来（不包括上厕所）	
6. 早醒（末段失眠）	① 有早醒，比平时早醒1小时，但能重新入睡；② 早醒后无法重新入睡。	
7. 工作和兴趣	① 提问时才诉述；② 自发地直接或间接表达对活动、工作或学习失去兴趣，如感到没精打采，犹豫不决，不能坚持或需强迫自己去工作或活动；③ 活动时间减少或成效下降，住院病人每天参加病室劳动或娱乐少于3小时；④ 因目前的疾病而停止工作，住院患者不参加任何活动或者没有他人帮助便不能完成病室日常事务	
8. 阻滞（指思维和言语缓慢，注意力难集中，主动性减退）	① 精神检查中发现轻度迟缓；② 精神检查中发现明显迟缓；③ 精神检查进行困难；④ 完全不能回答问题（木僵）	
9. 激越	① 检查时表现得有些心神不定；② 明显的心神不定或小动作多；③ 不能静坐，检查中曾站立；④ 搓手，咬手指，扯头发，咬嘴唇	

项　目	主要表现	评　分
10. 精神性焦虑	① 问到时才诉述；② 自发地表达；③ 表情和言谈流露出明显忧虑；④ 明显惊恐	
11. 躯体性焦虑（指焦虑的生理症状，胃肠道症状如口干、腹胀、腹泻、消化不良、胃肠道痉挛、嗳气；心血管系统症状如心悸、头痛；呼吸系统症状如过度换气和叹息；以及其他症状如尿频；出汗等。）	① 轻度；② 中度（有肯定的上述症状）；③ 重度（上述症状严重，影响生活或需加处理）；④ 失能（严重影响生活和活动）	
12. 胃肠道症状	① 食欲减退，但不需他人鼓励便自行进食；② 进食需他人催促或请求或需要应用泻药或助消化药	
13. 全身性躯体症状	① 四肢、背部或颈部沉重感，背痛、头痛、肌肉疼痛，全身乏力或疲倦；② 上述症状明显	
14. 性症状（如性欲丧失，月经紊乱）	① 轻度；② 重度；③ 不能肯定，或该项对被评者不适合（不计入总分）	
15. 疑病症	① 对身体过分关注；② 反复考虑健康问题；③ 有疑病妄想；④ 伴幻觉的疑病妄想	
16. 自知力	① 知道自己有病，表现为抑郁；② 承认自己有病，但归咎于伙食太差、环境问题、工作过忙、病毒感染或需要休息等；③ 完全否认有病	
17. 体重减轻	① 病人诉说可能有体重减轻；② 肯定体重减轻	
18. 昼夜变化型（白天重，晚上轻）	① 轻度变化：晨 1 分、晚 1 分；② 重度变化：晨 2 分、晚 2 分	
19. 现实解体和人格解体（指非真实感或虚无妄想）	① 问及时才诉述；② 自然诉述；③ 有虚无妄想；④ 伴幻觉的虚无妄想	

项　目	主要表现	评　分
20. 类偏执狂症状	① 有猜疑；② 有牵连观念；③ 有关系妄想或被害妄想；④ 伴有幻觉的关系妄想或被害妄想	
21. 强迫症状（指强迫思维和强迫行为）	① 问及时才诉述；② 自发诉述	
22. 能力减退感	① 仅于提问时方引出主观体验；② 病人主动表示能力减退感； ③ 需鼓励、指导和安慰才能完成病室日常事务或个人卫生； ④ 穿衣、梳洗、进食、铺床或个人卫生均需他人协助	
23. 绝望感	① 有时怀疑"情况是否会好转"，但解释后能接受；② 持续感到"没有希望"，但解释后能接受；③ 对未来感到灰心、悲观和绝望，解释后不能排除；④ 自动反复诉述"我的病不会好了"或诸如此类的情况	
24. 自卑感	① 仅在询问时诉述有自卑感（我不如他人）；② 自动诉述有自卑感（我不如他人）；③ 病人主动诉述："我一无是处"或"低人一等"，与评 2 分者只是程度上的差别；④ 自卑感达妄想的程度，例如"我是废物"类似情况	2

注：序号与分数是相对应的，如选择序号①的主要表现则评分为 1 分。如个体没有序号中描述的表现，则评分为 0 分。

量表6　流行病学调查用抑郁自评量表（CES-D）

评定项目	非常少/没有（<1d）	很少（1~2d）	常有（3~4d）	几乎一直（5~7d）	评分
1. 我因一些不事而烦恼	1	2	3	4	
2. 不太想吃东西，我的胃口不好	1	2	3	4	
3. 即使家属朋友想帮我，我仍然无法摆脱心中的苦闷	1	2	3	4	
4. 我觉得的和一般人一样好	4	3	2	1	
5. 我在做事时无法集中自己的注意力	1	2	3	4	
6. 我觉得意志消沉	1	2	3	4	
7. 我感到做任何事情都很费力	1	2	3	4	
8. 我觉得前途是有希望的	4	3	2	1	
9. 我觉得我的生活是失败的	1	2	3	4	
10. 我感到害怕	1	2	3	4	
11. 我睡眠情况不好	1	2	3	4	
12. 我感到高兴	4	3	2	1	
13. 我比平时说话要少	1	2	3	4	
14. 我感到孤单	1	2	3	4	
15. 我觉得别人不友善	1	2	3	4	
16. 我觉得生活得很有意思	4	3	2	1	
17. 我曾想哭	1	2	3	4	
18. 我感到忧虑	1	2	3	4	
19. 我觉得人们不喜欢我	1	2	3	4	
20. 我觉得无法继续我的日常工作	1	2	3	4	

注：

1. 该量表分为0~3分4级：1=0分，2=1分，3=2分，4=3分。第4、8、12、16题为反向评分。

2. 结果分析：部分为0~60分。总分≤15分为无抑郁症状；总分16~19分为可能有抑郁症状；总分≥20分为肯定有抑郁症状。

3. 所有问题指被测者现在或过去1周的情况。

量表 7　老年人抑郁量表（GDS）

主要表现	是	否
1. 你对生活基本上满意吗？	0	1
2. 你是否已经放弃了许多活动和兴趣？	1	0
3. 你是否觉得生活空虚？	1	0
4. 你是否常感到厌倦？	1	0
5. 你觉得未来有希望吗？	0	1
6. 你是否因为脑子里有一些想法摆脱不掉而烦恼？	1	0
7. 你是否大部分时间精力充沛？	0	1
8. 你是否害怕会有不幸的事落到你头上？	1	0
9. 你是否大部分时间感到幸福？	0	1
10. 你是否常感到孤立无援？	1	0
11. 你是否经常坐立不安，心烦意乱？	1	0
12. 你是否希望待在家里而不愿意去做些新鲜事？	1	0
13. 你是否常常担心将来？	1	0
14. 你是否觉得记忆力比以前差？	1	0
15. 你觉得现在生活很惬意吗？	0	1
16. 你是否常感到心情沉重、郁闷？	1	0
17. 你是否觉得像现在这样生活毫无意义？	1	0
18. 你是否常为过去的事忧愁？	1	0
19. 你觉得生活很令人兴奋吗？	0	1
20. 你开始一件新的工作困难吗？	1	0
21. 你觉得生活充满活力吗？	0	1
22. 你是否觉得你的处境毫无希望？	1	0
23. 你是否觉得大多数人比你强得多？	1	0
24. 你是否常为些小事伤心？	1	0
25. 你是否常觉得想哭？	1	0

主要表现	是	否
26. 你集中精力有困难吗？	1	0
27. 你早晨起来很快活吗？	0	1
28. 你希望避开聚会吗？	1	0
29. 你做决定很容易吗？	0	1
30. 你的头脑像往常一样清晰吗？	0	1

注：

1. 每个条目要求被测者回答"是"或"否"，其中第 1，5，7，9，15，19，21，27，29，30 条回答为"否"表示为抑郁存在；其中第 2，3，4，6，8，10，11，12，13，14，16，17，18，20，22，23，24，25，26，28 条回答为"是"表示抑郁存在。每项表示抑郁的回答得一分。

2. 总分 0~10 分可视为正常范围，即无抑郁症，11~20 分为轻度抑郁，21~30 分为中重度抑郁。

量表 8　简易操作智力状态问卷（SPMSQ）

问　题	注意事项	对或错
1. 今天是几号？	年、月、日都对才算正确	
2. 今天是星期几？	星期对才算正确	
3. 这是什么地方？	对所在地有任何的描述都算正确；说"我的家"或正确说出城镇、医院、机构的名称都可以接受	
4-1. 你的电话号码是多少？	以确认号码后证实无误即算正确；或在会谈时能在两次间隔较长时间内重复相同的号码即算正确	
4-2 你住在什么地方？	如没有电话才问此问题	
5. 你几岁了？	年龄与出生年相符合才算正确	
6. 你的出生年月日？	年、月、日都对才算正确	
7. 现任的国家主席是谁？	姓氏正确即可	
8. 前任的国家主席是谁？	姓氏正确即可	
9. 你的孩子叫什么名字？	不需要特别证实，只需说出一个与他不同的名字即可	
10. 从 20 减 3 开始算，一直减 3 减下去	期间如有出现任何错误或无法继续进行即算错误	

注：

1. 须结合被测试者的教育背景作出判断。

2. 错 0~2 题为心智功能完整，错 3~4 题为轻度心智功能障碍，错 5~7 题为中度心智功能障碍，错 8~10 题为重度心智功能障碍。

量表 9　老年人居家环境安全评估表

部　位	评估要素
一般居室	
光线	光线是否充足?
温度	是否适宜?
地面	是否平整、干燥、无障碍物?
地毯	是否平整、不滑动?
家具	放置是否稳固、固定有序,有无阻碍通道?
床	高度是否低于老人膝盖、与其小腿基本相等?
电线	安置如何,是否远离火源、热源?
取暖设备	设置是否妥善?
电话	紧急电话号码是否放在易见、易取的地方?
厨房	
地板	有无防滑措施?
燃气	"开""关"的按钮标志是否醒目?
浴室	
浴室门	门锁是否内外均可打开?
地板	有无防滑措施?
便器	高低是否合适,有无设扶手?
浴盆	高度是否合适,盆底是否垫防滑胶垫?
楼梯	
台阶	是否平整无破损,高度是否合适,台阶之间色彩差异是否明显?
光线	光线是否充足?
扶手	有无扶手?

家庭档案：　　　　　　　填表人：　　　　　　　　　年　　月　　日

1. 你希望交谈时，你指望谁听你的诉说？

2. 如果一个你认为是好朋友的人辱骂你，并说他/她不想再见到你，你指望谁帮助你？

3. 你感觉谁的生命是你重要的部分？

4. 如果你已经结婚，并已和配偶分居，你觉得谁将帮助你？

5. 尽管他们将不胜其烦地帮助你，谁将真正帮助你渡过难关？

6. 谁能和你坦率地交谈而不顾及你谈些什么？

7. 谁能使你感到你能做对别人有益的事？

8. 当你感到紧张的时候，你指望谁能把你从烦恼中解脱出来？

9. 当你需要帮助时，谁是最可依赖的？

10. 如果你被解雇或被勒令退学，你指望谁来帮助你？

11. 你自己和谁在一起感到很自在（愉快）？

12. 你感觉谁将你作为真正的人看待？

13. 你指望谁提出有用的建议，以避免你犯错误？

14. 你指望谁坦率地、不加选择地听你诉说内心的情感？

15. 当你需要安慰时，谁来帮助你？

16. 如果你的一个朋友出了车祸且伤势严重住院，你觉得他应该得到帮助吗？

17. 当你有压力或紧张时，谁将使你更轻松？

18. 如果一个和你关系相当密切的家庭成员去世，谁来帮助你？

19. 在你处境极好或极差时，谁将完全接受你？

20. 不管发生什么事情，谁将照顾你？

21. 当你和他人生气时，你指望谁听你诉说？

22. 当你需要改进时，谁将真心地告诉你？

23. 当你心情不好时，你指望谁帮助你改善心情？

24. 你感觉谁深深地爱着你？

25. 当你心烦意乱时，谁将支持你？

26. 在你做重要决定时，谁将支持你？

27. 当你非常容易激动，易向几乎任何事物发怒时，你指望谁帮助你心情变好？

量表 11　APGAR 家庭功能评估表

| 家庭档案：　　　　　　填表人：　　　　　　　年　　月　　日 |

维度	问题	经常这样 （2分）	有时这样 （1分）	几乎很少 （0分）
适应度	1. 当我遇到问题时，可以从家人处得到满意的帮助 补充说明：（A-adaptation）适应			
合作度	2. 我很满意家人与我讨论各种事情以及分担问题的方式 补充说明：（P-partnership）共处			
成长度	3. 当我希望从事新的活动或发展时，家人都能接受且给予支持 补充说明：（G-growth）成长			
情感度	4. 我很满意家人对我表达情感的方式以及对我情绪（如愤怒、悲伤、爱）的反应 补充说明：（A-affection）情感			
亲密度	5. 我很满意家人与我共度时光的方式 补充说明：（R-resolve）解决			

注：总分在 7~10 分为家庭功能无障碍；4~6 分为家庭功能中度障碍；0~3 分为中度家庭功能不足。

量表 12 Procidano 和 Heller 家庭支持量表

项　目	回　答	
1. 我的家人给予我所需的精神支持	是	否
2. 我遇到棘手的事时，我的家人帮我出主意	是	否
3. 我的家人愿意倾听我的想法	是	否
4. 我的家人给予我情感支持	是	否
5. 我和我的家人能开诚布公地交谈	是	否
6. 我的家人能分享我的爱好与兴趣	是	否
7. 我的家人能时时察觉到我的需求	是	否
8. 我的家人善于帮助我解决问题	是	否
9. 我和我的家人感情深厚	是	否

注：评分方法：是=1分，否=0分。总分越高，家庭支持度越高。

附录二　老年人安全用药工具

Beers 标准由美国老年医学会建立，用于判断老年患者潜在不适当用药。该标准主要从药品不良反应及药物治疗获益角度出发，分别对老年人不适当用药、特定疾病状态下避免使用的药物及老年人慎用的药物进行了详细说明。Beers 标准是保障老年患者用药安全的有效工具之一，对医师及药师在选择药物方面具有重要指导意义。

表 1　老年患者潜在不适当用药 Beers 标准（2012 版）

药物	使用建议
抗胆碱药（TCAs 除外）	
氯苯那敏，赛庚啶，苯海拉明（口服），异丙嗪	避免使用；易导致意识混乱，口干，便秘及一些其他抗胆碱类不良反应；使用苯海拉明作为严重过敏反应的应急处理是合理的
苯海索	避免使用；不推荐用于抗精神病药物引起的椎体外系反应
颠茄，莨菪碱，东莨菪碱	避免使用；除非在和缓医疗中用于减少口腔分泌物治疗
抗血栓药	
口服短效双嘧达莫（不包括与阿司匹林的复方缓释制剂）	避免使用；可能导致体位性低血压；注射制剂可用于心脏负荷试验
噻氯匹定	避免使用
抗感染药物	
呋喃妥因	避免长期使用；避免用于内生肌酐清除率（CrCl）<60 mL/min 的患者，在这类患者尿液中浓度较低，不足以发挥疗效；潜在的肺毒性
心血管药物	
多沙唑嗪，哌唑嗪，特拉唑嗪	避免作为降压药物；体位性低血压风险较高，不建议作为高血压的常规治疗

药物	使用建议
可乐定，甲基多巴，利血平（>0.1 mg/d）	避免作为降压的一线药物；中枢神经系统不良反应风险较高，可能导致心动过缓及体位性低血压，不建议作为高血压的常规治疗
胺碘酮，普鲁卡因胺，普罗帕酮，奎尼丁，索他洛尔	避免使用抗心律失常药物作为房颤的一线用药；对于老年患者，控制心率比控制心律可更多获益；胺碘酮可产生多种毒性（如甲状腺、肺）及 Q-T 间期延长
地高辛>0.125 mg/d	避免使用；在心衰患者中，高剂量地高辛没有更多获益反而增加毒性；CrCl 降低会导致毒性增加
速释硝苯地平	避免使用；导致低血压；增加突发心肌缺血的风险
螺内酯>25 mg/d	避免用于心衰或 CrCl<30 mL/min 的患者；在老年心衰患者中增加高血钾风险，尤其在剂量>25 mg/d，合并使用 NSAIDs、ACEI、ARB或补钾制剂时
中枢神经系统药	
叔胺类 TCAs 单独使用或与以下药物合用：阿米替林，多塞平>6 mg/d，丙咪嗪，奋乃静-阿米替林	避免使用；高抗胆碱能活性，导致镇静、体位性低血压；低剂量多塞平（≤6 mg/d）安全性与对照组相当
传统及非典型抗精神病药：氯丙嗪，氟哌啶醇，奋乃静，阿立哌唑，氯氮平，奥氮平，喹硫平，利培酮	避免用于痴呆患者的行为异常问题，除非非药物治疗失败或患者对自己或他人造成威胁；增加痴呆患者的脑血管意外（中风）及死亡率风险
异戊巴比妥，戊巴比妥，苯比妥，司可巴比妥	避免使用；躯体依赖性，易产生耐药性

药物	使用建议
阿普唑仑，艾司唑仑，劳拉西泮，奥沙西泮，替马西泮，三唑仑，氯硝西泮，地西泮，氟西泮，夸西泮	避免使用任何类型苯二氮䓬类药物治疗失眠、烦躁或谵妄；增加老年人认知功能受损、谵妄、跌倒、骨折等风险；适用于以下情况：癫痫、快动眼睡眠障碍、苯二氮䓬类戒断、戒烟、严重广泛性焦虑障碍、围手术期麻醉、临终关怀
水合氯醛	避免使用；10 天内即发生耐受；给予推荐剂量 3 倍时风险大于获益
佐匹克隆，唑吡坦，扎来普隆	避免长期使用（>90 天）
内分泌系统用药	
甲睾酮，睾酮	避免使用；除非用于中-重度性腺机能减退
干燥甲状腺片	避免使用；易产生心脏不良反应
雌激素（联合或不联合孕激素）	避免口服或外用贴剂；低剂量雌激素阴道用乳膏可用于缓解性交疼痛、治疗下尿路感染及其他阴道症状
生长激素	避免使用，除非用于腺垂体摘除后的替代治疗
甲地孕酮	避免使用；对体重影响较小，增加血栓风险，在老年患者中可能增加死亡率
氯磺丙脲，格列苯脲	避免使用；导致持续低血糖，氯磺丙脲还会导致抗利尿激素分泌异常综合征
胃肠道用药	
甲氧氯普胺	避免使用；除非胃轻瘫综合征；导致椎体外系反应，包括迟发运动障碍
口服矿物油	避免使用
镇痛药	
哌替啶	避免使用；常规剂量的口服制剂镇痛效果不佳，导致神经毒性

药物	使用建议
阿司匹林>325 mg/d，双氯芬酸，布洛芬，酮洛芬，甲芬那酸，美洛昔康，萘丁美酮，萘普生，吡罗昔康	避免长期使用；除非其他可选择的药物治疗不佳，并且患者应服用胃黏膜保护剂（如 PPI 等）。在以下高危人群中将增加消化道出血及消化性溃疡风险：>75 岁，口服或肠外给予糖皮质激素，抗凝药物及抗血小板药物患者
吲哚美辛（包括肠道外制剂）	避免使用；增加消化道出血及消化性溃疡风险，所有 NSAIDs 中，吲哚美辛不良反应最严重
喷他佐辛	避免使用

表 2　老年患者与疾病状态相关的潜在不适当用药 Beers 标准（2012 版）

诊断或疾病状态	药物	使用建议
心衰	NSAIDs 及 COX-2 抑制剂，地尔硫䓬，维拉帕米（仅在收缩性心衰患者中避免使用），罗格列酮，吡格列酮，西洛他唑	避免使用；导致体液潴留，加重心衰
晕厥	胆碱酯酶抑制剂，多沙唑嗪，哌唑嗪，特拉唑嗪、叔胺类三环类抗抑郁药（TCAs），氯丙嗪，奥氮平	避免使用；增加体位性低血压或心动过缓的风险
癫痫或癫痫发作	氯丙嗪，氯氮平，马普替林，奥氮平，曲马多	避免使用；降低癫痫发作阈值；除非对于癫痫控制较好，其他可选药物效果较差时，可以使用
谵妄	所有 TCAs，抗胆碱能药，苯二氮䓬类，氯丙嗪，糖皮质激素，H_2 受体拮抗剂，哌替啶，镇静催眠药	避免用于存在谵妄高风险的老年人，否则将诱发或加重谵妄；停药时需缓慢
痴呆及认知功能受损	抗胆碱能药，苯二氮䓬类，H_2 受体拮抗剂，唑吡坦，抗精神病药	由于其中枢神经系统不良反应，应避免使用；避免用于痴呆患者的行为异常治疗，除非非药物治疗失败或患者对自己或他人造成威胁；增加痴呆患者的脑血管意外（中风）及死亡率风险

诊断或疾病状态	药物	使用建议
跌倒或骨折史	抗惊厥药，抗精神病药，苯二氮䓬类，非苯二氮䓬类镇静催眠药（佐匹克隆，唑吡坦），TCAs/SSRI	避免使用；除非其他可选药物不可用；避免使用抗惊厥药物用于癫痫以外的治疗；可能导致共济失调、损伤精神运动功能、晕厥及跌倒；短效苯二氮䓬类并不比长效的更安全
失眠	伪麻黄碱，去氧肾上腺素，哌甲酯，茶碱，咖啡因	避免使用；中枢兴奋作用
帕金森	所有抗精神病药（喹硫平及氯氮平除外），甲氧氯普胺，异丙嗪	避免使用；多巴胺受体拮抗剂可能加重帕金森症状
慢性便秘	达非那新，索非那新，托特罗定，地尔硫䓬，维拉帕米，氯苯那敏，赛康啶，苯海拉明，异丙嗪，抗精神病药，颠茄类生物碱，莨菪碱，东莨菪碱，阿米替林，多塞平	避免使用；除非无其他选择；可能加重便秘
胃或十二指肠溃疡史	阿司匹林 >325 mg/d，其他非 COX-2 选择性 NSAIDs	避免长期使用；除非其他可选的药物疗效不佳，并且患者应联合服用胃黏膜保护剂（如 PPI 等）；可能加重已存在的溃疡或引起新溃疡
慢性肾病 IV～V 期	NSAIDs，氨苯蝶啶	避免使用；增加肾损伤风险（氨苯蝶啶影响较小）
女性尿失禁	雌激素（口服和经皮给药，不包括阴道局部用药）	女性避免使用，加重尿失禁
下尿路症状/良性前列腺增生	吸入抗胆碱制剂，强效抗胆碱药物，用于尿失禁的抗胆碱药物除外	男性避免使用；导致尿流变细，尿潴留
压力性或混合性尿失禁	多沙唑嗪，哌唑嗪，特拉唑嗪	女性避免使用，加重尿失禁

表 3 老年患者慎用药物的 Beers 标准（2012 版）

药物	使用建议
阿司匹林作为心血管事件的一级预防	≥80 岁老年人慎用，缺少证据显示在≥80 岁老年人中使用获益大于风险
普拉格雷	≥75 岁老年人慎用
抗精神病药，卡马西平，卡铂，顺铂，米氮平，SNRIs，SSRIs，TCAs，长春新碱	慎用；可能引起或加重 SIADH 或低钠血症，老年人开始使用或调整剂量期间需密切监测血钠
扩血管药	慎用；个别有晕厥史的患者可能加重晕厥发作

参考文献

[1] 张小燕. 老年护理[M]. 2 版. 北京：人民卫生出版社，2010.

[2] 村雪平，王永利. 实用社区护理[M]. 北京：人民卫生出版社，2010.

[3] 姜小鹰. 老年人家庭护理[M]. 北京：人民卫生出版社，2013.

[4] 王婷. 老年心理慰藉实务[M]. 北京：中国人民大学出版社，2015.

[5] 臧少敏. 老年人营养与膳食[M]. 北京：中国人民大学出版社，2015.

[6] 王文焕. 老年生活照料[M]. 北京：中国人民大学出版社，2015.

[7] 王建民. 老年服务沟通实务[M]. 北京：中国人民大学出版社，2015.

[8] 郑寿贵，黄礼兰. 老年人健康顾问[M]. 北京：人民卫生出版社，2016.

[9] 国家食品药品监督管理总局执业药师资格认证中心. 药学综合知识与技能[M]. 7 版. 北京：中国医药科技出版社，2016.

[10] 诸葛毅，王小同. 老年护理技术[M]. 杭州：浙江大学出版社，2011.